高等医药院校创新教材

供医学影像技术及相关专业使用

介入放射学

主　编　蒋烈夫　李敬哲
副主编　蒋　蕾　赵德政
编　委　（按姓氏汉语拼音排序）

范　勇　天津医科大学总医院
黄慧敏　商丘医学高等专科学校
蒋　蕾　南阳医学高等专科学校
蒋烈夫　南阳医学高等专科学校
李敬哲　鹤壁职业技术学院
陆敏杰　中国医学科学院阜外医院
王　亮　绍兴文理学院医学院
邬远志　江西省人民医院
徐明洲　南阳医学高等专科学校第一附属医院
杨贤增　南阳医学高等专科学校第二附属医院
赵德政　河南省人民医院

科学出版社

北　京

内 容 简 介

全书共四章，教材按照介入放射学的应用范畴分类进行编写，即介入治疗放射学和介入诊断放射学。力求简洁、实用并适当增加插图数量，调整各章节字数比例，以利于提高教学效果。第一章介绍国内外介入放射学的发展简史、常用的医学影像导向设备、常用器材等。第二章重点介绍常用的操作技术的适应证、禁忌证、操作步骤、并发症等。第三章介绍介入治疗学在临床学科中的应用，以常见疾病的临床症状特征分类进行阐述，其后又分别介绍其在心血管疾病、恶性肿瘤、肿瘤样病变、椎体及椎间盘病变中的应用。第四章介绍介入诊断学，包括经皮穿刺活检术和血管造影诊断。在内容编排上，学习目标设在每章的开始，不仅有助于学生将学习内容归纳掌握重点，也便于教师讲授时参考。各章最后设有思考题，留给学生思考空间去分析和判断，以培养学生从感性认识到理性思维的能力，激励学生主动认识和掌握所学的知识，达到灵活应用的目的。

本书供医学影像技术及相关专业使用。

图书在版编目（CIP）数据

介入放射学 / 蒋烈夫，李敬哲主编. —北京：科学出版社，2017.1
高等医药院校创新教材
ISBN 978-7-03-050905-5

Ⅰ. 介…　Ⅱ. ①蒋…　②李…　Ⅲ. 介入性放射学–医学院校–教材
Ⅳ. R81

中国版本图书馆 CIP 数据核字(2016)第 288584 号

责任编辑：丁海燕 / 责任校对：何艳萍
责任印制：李　彤 / 封面设计：铭轩堂

科学出版社 出版
北京东黄城根北街 16 号
邮政编码：100717
http://www.sciencep.com

北京虎彩文化传播有限公司 印刷
科学出版社发行　各地新华书店经销
*

2017 年 1 月第 一 版　开本：787×1092　1/16
2022 年 12 月第四次印刷　印张：7 1/2
字数：178 000

定价：39.00 元
（如有印装质量问题，我社负责调换）

前　言

　　《介入放射学》是按照《医药卫生中长期人才发展规划（2001—2020年）》《教育部关于"十二五"职业教育教材建设的若干意见》等文件精神进行编写，教材紧扣高职高专医学影像技术专业培养方向的要求，在编写内容及形式上注重培养目标特点，突出专业特色，尽力遵循介入放射学基础的经典理论，力争教材内容满足与职业岗位能力零距离对接的需求。本书编写过程中引进长期从事教学和临床工作的教师，扩大参编教材院校的范围，融汇了国内不同院校多年来积累的教学实践经验和理论成果，并在此基础上精心选取适合高职高专医学介入放射学教学的内容，摒弃传统知识中已过时的内容，充实了一些实用的新知识、新技术和新方法，力求准确反映本学科当今发展的水平，突显"基本知识、基本理论、基本技能及思想性、科学性、先进性、启发性和适用性"的"三基、五性"编写原则。同时充分体现医学影像技术专业教育"六个衔接"，即学习目标与操作技术衔接、基础知识与专业知识衔接、常用方法与先进技术衔接、教学内容与职业标准衔接、教学过程与临床过程衔接、教学大纲与执业岗位衔接。

　　全书共四章，教材按照介入放射学的应用范畴分类进行编写，即介入治疗放射学和介入诊断放射学。力求简洁、实用并适当增加插图数量，调整各章节字数比例，以利于提高教学效果。第一章介绍国内外介入放射学的发展简史、常用的医学影像导向设备、常用器材等。第二章重点介绍常用操作技术的适应证、禁忌证、操作步骤、并发症等。第三章介绍介入治疗学在临床学科中的应用，以常见疾病的临床症状特征分类进行阐述，其后又分别介绍在心血管疾病、恶性肿瘤、肿瘤样病变、椎体及椎间盘病变中的应用。第四章介绍介入诊断学，包括经皮穿刺活检术和血管造影诊断。在内容编排上，学习目标设在每章的开始，不仅有助于学生将学习内容归纳掌握重点，也便于教师讲授时参考。各章最后设有思考题，留给学生分析和判断的思考空间，以培养学生从感性认识到理性思维的能力，激励学生主动认识和掌握所学的知识，达到灵活应用的目的。

　　虽然编者精益求精、反复修改，但是由于水平所限，经验不足，加之介入放射学是一门正在迅速发展的学科，书中的欠妥之处在所难免，恳请广大师生和读者批评指正。

主　编

2016年9月

目　　录

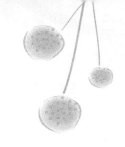

第一章　总　　论

学习目标

1. 了解　介入放射学分类及发展简史。
2. 熟悉　介入放射学常用器材。
3. 掌握　介入放射学定义、分类和常用影像导向设备。

介入放射学（interventional radiology，IR）是以医学影像诊断为基础，在影像设备的监视下，经皮或经血管穿刺途径对疾病进行诊断与治疗的新兴学科，既有外科手术学的特点，又涵盖了内科药物治疗的机制，但又不同于传统外科学、内科学的诊疗方法，而是采用"非外科手术"方式的经皮穿刺"介入"人体的微创技术替代传统创伤较大的外科手术治疗，从而大大减轻了患者的创伤和痛苦。介入治疗给药途径与内科静脉滴注、肌内注射给药方式截然不同，是通过导管直接插入靶器官部位给药，不但病变局部药物浓度高（药物效价可提高 2～22 倍），疗效佳（疗效提高 4～10 倍），而且不良反应小。总之，介入放射学拥有传统外科学和内科学所不具备的诸多优势，尤其对一些通过外科手术和内科药物治疗难以奏效的疾病，介入放射学开拓了微创、简捷、卓有成效的治疗途径。因此，目前介入放射学在临床中已确立重要地位，并得到快速发展和广泛应用。

介入放射学技术种类繁多，本教材首先介绍常用的介入技术的适应证、禁忌证、操作方法、并发症等。教材还将介绍这些技术在临床中的应用。

第一节　介入放射学发展简史

介入放射学是在不断总结人类同疾病长期抗争经验的基础上逐渐发展起来的，同其他学科一样，也经历了不断探索、创新、完善的漫长过程，古埃及人利用天然芦苇管扩张狭窄的尿道，便是介入治疗最早的萌芽，其发展简史可归纳为以下三个阶段。

一、早期探索阶段

介入放射学是在诊断性血管造影基础上发展而来的。在伦琴发现 X 线后不到 1 年，Haschek 等即利用石膏作对比剂进行尸体动脉对比的尝试。1923 年德国学者 Berberich 完成了经皮穿刺将溴化锶注入人体进行血管造影术，揭开了血管造影探索的序幕。自 1928 年 Santos 等完成首例经皮直接穿刺主动脉造影以来，人们从未放弃对血管造影的探索。1929 年德国心脏外科学者 Werner Forsmann 进行了自体右心导管插管。为此 Werner Forsmann 与美国学者库南德和理查兹因对"心脏导管的创始和发展及对循环系统病理变化研究"的贡献，共同荣获 1956 年度诺贝尔生理学或医学奖。综上所述，科学家们在 20 世纪上半叶所进行的艰难的探索和尝试，为介入放射学的发展奠定了坚实的基础，但这一时期的发展步伐较为缓慢，直至 Seldinger 技术的临床应用，血管造影术这一介入放射学的基本技术才真正得以迅速发展。

二、Seldinger 技术启用阶段

1953 年，瑞典医师 Seldinger 在护士静脉穿刺的启发下，首创了采用套管针、导丝和导管经皮穿刺股动脉插管的血管造影技术，从而替代了传统手术切开暴露血管插管造影的方法，成为当今介入放射学的操作基础。由于该技术操作简捷、创伤小、无需缝合血管，大大提高了介入操作的安全性，之后该技术又拓展到其他非血管性领域的应用。为此 Seldinger 医师被授予北美放射学会荣誉会员称号。1956 年 Oedman、Morino 和 Tillander 等分别采用 Seldinger 方法进行选择性插管术，使血管造影技术得到进一步完善。为此 Seldinger 医师被授予北美放射学会荣誉会员称号。

三、创新与发展阶段

在介入放射学的发展进程中，放射学家将外科手术治疗模式逐步加以改良以适应介入放射学的应用，使原本仅用于影像诊断的方法逐步发展成为微创介入治疗技术，如经皮腔成形术、血管栓塞术、经动脉灌注术、经皮活检、抽吸引流术等。随着自然科学、生物技术的进步及新材料的研制，与介入相关的器材不断更新、完善，有力地推进了经皮穿刺技术的发展和临床应用。1964 年美国放射学家 Dotter 首先应用经皮穿刺插管，采用不同直径的同轴导管扩张治疗外周动脉粥样硬化获得成功，标志着介入放射学创新技术的兴起，成为指导当代介入成形术理论和实践的奠基石。在此基础上，1973 年 Guntzig 发明了球囊导管，并逐步替代了同轴导管扩张术；1977 年，Eurich 首次将球囊导管用于冠状动脉成形术之后，又拓展到非血管领域中的应用；1969 年 Dotter 首先完成了犬腘窝动脉内支架植入的实验，并于 1983 年发明镍钛记忆合金螺旋管状支架；1985 年，Gianturco 和 Palmaz 分别发明了不锈钢 Z 型自膨式球囊支架，避免了球囊扩张术后早期出现再狭窄的弊端；此后具有不同功能的新型支架相继问世并应用于临床。

1930 年，Brooks 首次应用自体肌肉碎片栓塞创伤性颈动脉-海绵窦瘘获得成功，从此开创了栓塞治疗的先河；1972 年 Rosch 报道采用自体血凝块栓塞胃十二指肠动脉治疗大出血；1967 年，Porstman 采用介入方法进行动脉导管未闭的封堵术，取得了令人惊叹的效果。20 世纪 70 年代初期，随着各种栓塞器材的相继问世和导管技术的进步，推动了栓塞治疗术的临床应用。1973 年 Remy 等首先报道了支气管动脉栓塞治疗大咯血的临床应用。1974 年 Carey 和 Grace 报道了明胶海绵栓塞剂的临床应用；日本学者打田日出夫等率先采用经导管化疗栓塞用于肝癌的治疗应用；1976 年，Fernstrom 和 Johansson 报道在 X 线透视监视下经皮肾造口网篮钳取石获得成功。

1967 年由美国著名放射学家 Margulis 率先提出 "interventional diagnostic radiology a new subspeciality"。1976 年 Wallace 在《Cancer》杂志上以 "Interventional Radiology" 为题系统地阐述了介入放射学的内涵之后，并于 1979 年在欧洲放射学年会第一次介入放射学学术会议上作了专题阐述，此命名遂逐渐被国际学术界普遍认可。

影像设备和器材的发展在介入放射学的发展中起到了重要的作用。数字减影血管造影（digital subtraction angiography，DSA）技术，与高分辨率影像增强器、自动高压注射器匹

配应用，使得血管造影及血管内介入操作更加便利、图像更加清晰、诊疗效果更加显著。超声、CT、开放式磁共振（MR）的临床应用，使非血管性介入诊疗技术开展得更加顺畅。非离子对比剂的应用、长距离跟踪技术（步进技术）的出现等，使介入放射学操作更加安全。与此同时，与介入放射学相关的基础研究也有了迅速的发展，这些研究主要集中在动脉模型的建立、栓塞材料的研制和介入器材的设计改进等方面。卓越的材料工艺学提供了优质的介入器材，使内支架、导管栓塞术、基因治疗等应用领域更加宽广，为介入放射学的安全、高效、可持续性发展提供了基本保证。随着介入医师手术操作的逐步规范和技术水平的不断提高以及诸多学科的相互渗透、相互促进，使介入放射学在发展中不断走向理性、走向成熟，逐渐成为一门独立的临床学科。

四、我国介入放射学发展现状

我国介入放射学的研究和临床应用始于 20 世纪 70 年代后期，上海、贵阳、武汉等地率先在选择性血管造影诊断、导管化疗药物灌注和栓塞等领域开展研究，起步虽晚但成效显著，目前在一些领域已达到国际先进水平。1978 年，首次报道采用国产穿刺针、导管进行肾动脉造影获得成功。1979 年林贵教授发表的肾动脉狭窄造影诊断和扩张治疗以及选择性血管造影诊断原发性肝癌，是国内最早报道的有关介入放射学研究论著，标志着我国介入放射学事业的兴起。1981 年刘子江教授受原卫生部委托在贵阳医学院成功举办了"卫生部介入放射学学习班"，培养了国内最早的一批介入骨干，之后随着一批留学海外的学者学成回归，为推动我国介入放射学的发展起到了重要作用。1980 年至 1986 年，先后报道了经皮肾动脉扩张成形术、经皮股动脉扩张成形术、冠状动脉成形术、经支气管动脉化疗药物灌注治疗肺癌、经皮穿刺插管引流治疗腹腔脓肿、肾盂引流及经"T"管网篮取石等。由冯敢生教授等应用中药白芨作栓塞剂的试验研究，开创了介入放射学与祖国传统医学相结合的新途径。在此期间国内先后开展了在 X 线、超声、CT 引导下的经皮穿刺活检术，为单纯依靠影像学难以确诊的病变提供了病理学诊断依据。1993 年，由放射科独立完成的经颈静脉肝内门腔静脉分流术（transjuglar intrahepatic portasystemic stent shuul，TIPSS）取得了令人惊叹的疗效，是我国介入放射学发展历程中的一个里程碑。1997 年，国内首次报道热碘化油栓塞肝动脉治疗肝癌的研究。1998 年，报道灌注泵的临床应用。2001 年由河南医科大学韩新魏教授发明的蘑菇状覆膜内支架，被医学界称为"韩新魏支架"，这是世界上首次以中国人命名的介入器材。

在我国介入放射学发展的过程中，在以林贵和刘子江教授为代表的第一代介入医师的努力下，介入放射学与祖国的改革开放同时迈开了脚步。1986 年中华放射学会介入放射学学组（CSIR）成立，1990 年成立了中华放射学会介入放射学分会。各种学习班、学术会议相继举办进一步推动了我国介入放射学的向前发展。《介入放射学》（译著）的出版与《介入放射学杂志》的创刊是我国介入放射学发展史上的又一个里程碑，标志着我国介入放射学的发展进入到一个新阶段。1990 年 4 月原卫生部发布了《关于将具备一定条件的放射科改为临床科室的通知》，从管理体制上确立了介入放射学的作用和地位，对我国介入放射学事业的发展发挥了积极的推动作用。1996 年 11 月，国家科委、原卫生部、中医药管理局三大部委联合召开的"中国介入医学发展战略问题研讨会"，正式将介入放射学列为与内科、外科学并驾齐驱的第三大诊疗学科，称之为介入医学

（interventional medicine）。2011 年和 2012 年原卫生部又相继出台了有关介入诊疗技术的多项管理规范文件。这些文件对开展介入诊疗的医疗机构准入制度、人员基本要求、诊疗技术管理规范和培训等方面都做出了详细的规定。"介入诊疗质量安全管理与持续改进"也被列入三级甲等医院评审的重要条件之一。近 20 年来，我国介入放射学在基础理论的研究、新技术与器材的开发等诸多方面已达到国际先进水平甚至处于领先地位，但是毋庸讳言，介入放射学正面临着严峻的挑战。目前介入治疗已形成由多学科加盟的大家族，如何保持和提升传统介入放射学的主导地位和份额，是一项值得深入探讨的课题。目前介入放射学在各医院之间开展的状况并不平衡，基层专业技术人员的素质也参差不齐，亟待完善和提高。我国与国外先进水平相比仍存在一定差距，特别在基础研究和试验研究等方面有待进一步提高。

第二节　介入放射学的分类与范畴

介入放射学是临床医学与医学影像学相结合的产物，几乎涉及人体各个系统，分类方法繁多。2011 年和 2012 年原国家卫生部颁布的医疗机构介入诊疗技术管理规范有关文件是按心血管介入诊疗技术、综合介入诊疗技术、外周血管介入诊疗技术、神经血管介入诊疗技术等进行分类，与国际分类方法基本相同。另外还有按照介入操作技术、介入操作领域、介入路径和临床学科应用等进行分类的方法。本教材按介入放射学治疗领域（血管性和非血管性介入治疗）和介入放射学诊断（血管性和非血管性介入诊断）应用两大部分进行阐述。

一、治疗介入放射学

（一）血管性介入治疗

1. 经导管动脉灌注术。
2. 经导管动脉栓塞术。
3. 血管形成术。
4. 下腔静脉过滤器置入术。
5. 肿瘤综合介入治疗术。

（二）非血管性介入治疗

1. 经皮穿刺抽吸、硬化术。
2. 消融术。
3. 放射性粒子植入术。
4. 非血管腔成形术。
5. 骨骼肌肉疾病介入术。

二、诊断介入放射学

1. 经皮穿刺活检。
2. 血管造影诊断。

第三节 介入放射学所需器材

一、医学影像监视设备

介入放射学是在医学影像设备引导下进行各种介入诊疗术的操作，影像设备实时显像能够显示人体内部结构，从而为介入操作精准定位提供保证。导向设备有多种，如数字减影血管造影机（DSA）、X 线透视、螺旋 CT、超声、磁共振（MR）等，其成像原理各不相同，各具优势与不足，因此取长舍短、正确选择和熟练掌握这些设备的使用至关重要。

（一）DSA

DSA（图 1-1）是目前心血管系统介入诊疗术首选的导向设备，注入对比剂后，利用其"减影去骨"的独特功能，去除重叠的非血管组织结构，可更加清晰显示心血管解剖形态和血液动力学的征象，是目前公认的血管性疾病诊断的"金标准"。传统 DSA 为二维血管成像，新一代的平板数字减影血管造影机具有多种新的功能，如三维血管成像、仿真内镜等，尤其 C 形臂 CT 融合一体机更突显两者兼容的独特功能，能够提供更加清晰的血管图像，使血管造影诊断价值进一步提高。缺点：DSA 属于创伤性检查，对患者或术者的 X 线辐射量也是不可忽视的，作非血管介入导向不如 CT、超声和 MR。

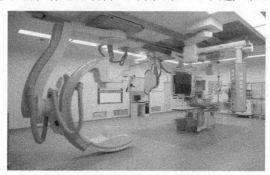

图 1-1 数字减影血管造影机

（二）X 线透视

X 线透视是最先用于介入放射学的传统导向方法，曾用于非血管性介入操作的导向。由于成像层次重叠图像密度分辨率低、X 线辐射量较大等缺点，目前已被 DSA、CT、超声所替代，目前临床上仅用于输卵管疏通术、尿道狭窄扩张术、气管或食管支架植入等非血管腔的介入治疗的导向。

（三）螺旋 CT

螺旋 CT 是非血管性介入操作的主要导向设备，其图像密度分辨率高，具有多平面重建功能，定位精准。尤其新一代的 CT 机具有多种新的功能，如 Pinpoint 系统（激光定位系统）和 Facts 软件（重建图像速度可达 6～15 帧/秒），实现了动态实时显像，使导向操作更加便利，是目前胸部及骨肌介入导向的首选设备。缺点：有 X 线辐射，诊疗费用高，操作程序较复杂，金属性介入器材易造成伪影干扰术者的操作。

（四）超声

超声具有操作简便、动态实时显像、价廉和无辐射等诸多优点，目前主要应用于非血管性介入的导向。如腹部、盆腔实质性脏器、乳腺、甲状腺及一些浅表性病变介入治疗的首选导向设备。据文献报道经食管超声导向已应用于心内畸形的介入治疗，并取得满意的效果。缺点：探头的力度和角度的变化与操作者的经验和技术密切相关，同时易受到脂肪、气体、骨骼等因素的干扰直接影响导向效果。

（五）开放式 MR

开放式 MR（图 1-2）具有操作空间较大、无辐射和任意方位成像、软组织对比分辨率高等优点，是介入操作理想的导向设备，尤其对中枢神经系统结构的显像明显优于其他导向设备，其发展空间潜力巨大。缺点：设备价格昂贵、诊疗费用高，由于目前国内专用无磁性介入器材的匮乏，尚未能在介入放射学中得到广泛应用。

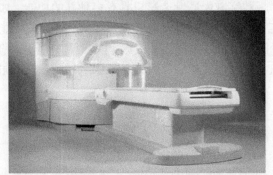

图 1-2　开放式磁共振扫描仪

二、常用介入器材

介入放射学使用的器材种类颇多，本节仅介绍介入放射学常用的基本器材。其他特殊器材、药物等将在具体章节中介绍，操作者熟悉和掌握这些器材的性能和使用方法十分重要。

（一）穿刺针

穿刺针（needle）（图 1-3）是指经皮穿刺刺入人体内建立介入治疗通道的针，不同于一般皮下、肌内注射针，其作用类似外科手术刀。常与导丝、导管组合在一起使用，是介入放射学最基本的器材。

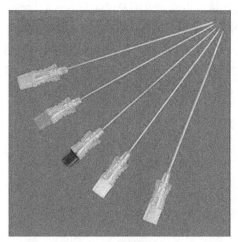

图 1-3　血管穿刺针

1. 穿刺针种类　穿刺针的种类繁多（图 1-4），根据穿刺部位的不同，可分为血管穿刺针和非血管穿刺针（如活检针、治疗针等）两大类。穿刺针以号数或数字加字母 G 表示规格，即针管的外径。但以"号"（gange)数表示外径的国产穿刺针与数字加字母表示外径的进口穿刺针相反，国产穿刺针数字愈大，针管的外径愈粗；而进口穿刺针数字愈大，所表示的针管愈细，应注意辨别。穿刺针的内径需与相对应的导丝匹配使用。国产与进口穿刺针的对应关系如下：

国产穿刺针	6	7	8	9	10	12	16	20
进口穿刺针	23G	22G	21G	20G	19G	18G	16G	14G

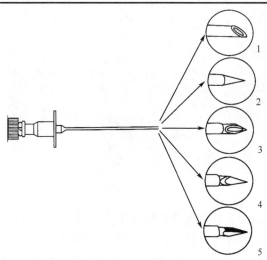

图 1-4　穿刺针类型
1. 斜面；2. 锥形；3. 单斜面；4. 双斜面；5. 多棱面

2. 穿刺针结构　穿刺针由针芯和针套（鞘管）两部分组成（图 1-5）。针芯可分为芯体、芯座两部分，由不锈钢制成。针芯又有实芯和空芯之分。空芯针随针鞘刺入血管后，针芯不需撤出即可见到回血，使用十分方便。针套分金属或塑料两种，针芯与套管的尖端多数为吻合的斜面，也有针套为钝性平口，针芯的尖端超出针套，呈菱形或锥形。常用穿刺针长 5～7cm，针径 18～23G，内腔光滑，可通过 0.018～0.038inch 的导丝。动脉穿刺针与静脉穿刺针的内径略有差别，相同型号的穿刺针，静脉穿刺针小于动脉穿刺针 1～2 规格。非血管穿刺针与血管穿刺针的结构相同，其外径较血管穿刺针细，常用为 0.7mm，针套长 8～20cm。为使针芯与针套密切配合，二者的尾端有螺口或凹凸状的楔口衔接，使套合后保持一体的应用。

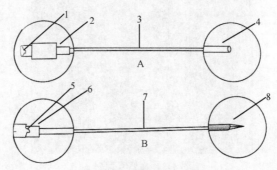

图 1-5 血管穿刺针结构

A. 外套针；B.针芯

1. 外套针的缺口；2. 针炳；3. 针管；4. 针头钝端；5. 针芯尾端凸口；
6. 针鞘；7. 针杆；8. 针头锐端

（二）导丝

导丝（guide wire）（图 1-6）是支撑和引导导管在腔道内前行的钢丝，是介入操作中必不可少的重要器材。

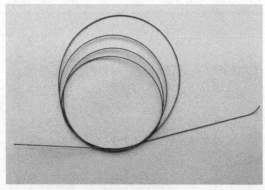

图 1-6 导丝

1. 导丝的种类（图 1-7） 根据物理特性不同，导丝可分为：微导丝、转向导丝、交换导丝、超硬导丝和端孔导丝等。微导丝是与微导管匹配使用的导丝，具有良好的弹性和韧性、超滑性，有利于插入较细的血管分支，常用于超选择性插管。转向导丝又称可控方向导丝，经转向手柄牵拉导丝内芯的尾端，导丝头端可弯曲成一定的角度，以利于进入迂曲的血管分支。交换导丝也称为超长导丝，导丝长 180～300cm，用于交换球囊导管、内支架推送器等较长或相对粗大、坚硬的器械等。超硬导丝主要用血管成形术，引入球囊导管和支架推送器等进出靶血管的作用。端孔导丝（图 1-8）是一种新型 Tefion 导丝，有端孔和活动内芯，具有导丝和导管的双重功能。

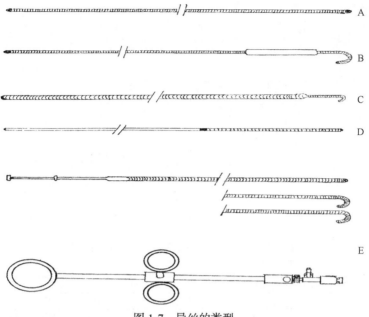

图 1-7　导丝的类型

A. 直行导丝；B.J 形导丝；C. 引导大直径导管的导丝；

D. 用于经皮经肝插管的硬茎导丝；E. 可控方向导丝及其把手

2. 导丝结构　导丝由不锈钢的内芯和螺旋状缠绕内芯的钢丝圈两部分组成（图1-9）。一般的导丝芯由一根钢丝和一条钢片组成。根据内芯能否在钢丝圈内移动，可分为固定芯与活动芯两种。前者钢片芯的两端与钢丝圈焊接，内芯固定在钢丝圈内不能移动，使导丝主干保持一定的硬度和韧性，便于操作时进退灵活而不致折断。后者内芯头端不焊接并短于钢丝圈，可通过尾部操控柄使内芯在钢丝圈内进退移动，撤出内芯后导丝软端变得更柔软，能够有效避免血管受到导管头端的损伤。根据导丝表面有无涂层结

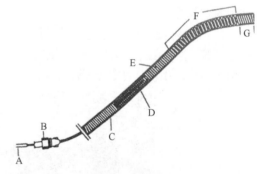

图 1-8　端孔导丝

A. 芯丝柄；B. 可卸接头；C. Teflon 外套；D. 导丝芯；

E. 金属弹簧圈；F. 7cm 长可弯曲的软端；G. 末端金属标志

构的不同可分为：带膜导丝和裸露导丝。前者又称亲水膜导丝，由复合塑料制成，表面涂有亲水膜涂层，遇水或体液使导丝具有超滑性能。后者导丝表面无亲水膜涂层，因质地较硬和摩擦力较大，目前已被带膜导丝替代。导丝的关键结构为其头端焊接柔软的弹簧，可预塑形为多种不同形状，如直头导丝、弯头或"J"形等，以适应不同弯曲腔道插管的需要，同时又有效地减少导管对血管壁的损伤。

导丝的外径用英寸（inch）表示，导丝的外径要与导管的内径相匹配（表1-1）。导丝的外径为 0.038 inch、0.035 inch、0.018 inch 0.014 inch 等多种规格。导丝的长度用厘米（cm）表示，如 150cm、180cm、260cm、300cm 等；与血管鞘匹配的导丝较短，长 40～50cm。一般导丝应长于导管长度 30cm 以上，如用 100～110cm 的导管应匹配 145～150cm 长度的导丝。导管、穿刺针的内径需与导丝的外径相匹配。

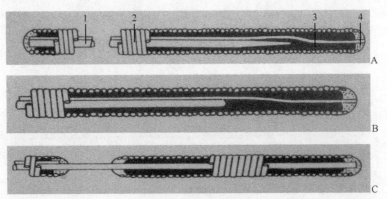

图 1-9 导丝结构

A. 内芯头端缩细型导丝（1. 导丝内芯；2. 钢丝圈；3. 安全芯片；4. 头端焊接）；B. 内芯钝头端导丝；C. 可动芯导丝

表 1-1 常用导管、导丝外径计量单位换算表

导管	F	1	2	3	4	5	6	7	8	9
	mm	0.34	0.67	1.01	1.34	1.68	2.01	2.35	2.68	3.02
导丝	inch	0.014	0.016	0.018	0.021	0.025	0.028	0.032	0.035	0.038
	mm	0.36	0.41	0.46	0.53	0.64	0.71	0.81	0.89	0.97

（三）导管（catheter）

导管是具有灌注药物、输送物质、引流体液和扩张腔道等功能的管道，是介入放射学常用的器材之一。

1. 导管种类 根据功能不同可分为普通导管（图 1-10）、球囊扩张导管（图 1-11）、引流导管（图 1-12）、同轴导管、截头导管、网篮导管、球囊导管（图 1-13C、D、E、F），可用于造影、引流、扩张腔道、释放栓塞剂、取异物。

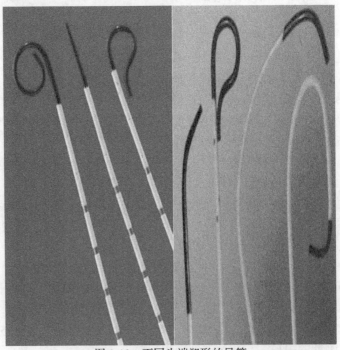

图 1-10 不同头端塑形的导管

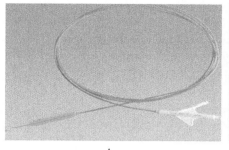
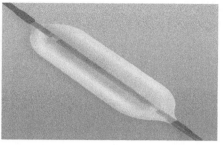

图 1-11　双腔球囊导管

A. 球囊未扩张状态；B. 球囊扩张状态

2. 导管结构　导管是由塑料（聚乙烯等）内添加高原子序数物质（如钡等）辅以细丝金属网以增加抗折性，具有 X 线可视性、薄壁、大腔、光滑的管状物。根据导管壁内有无金属丝网状内衬又可分为均质导管和网络导管（图 1-13A、B），前者内腔较宽，单位时间内通过的对比剂量较大，但扭力性差，常用于心脏、主动脉造影检查；后者又称强扭力导管，壁内以纤细金属丝网络为支架，使导管的强度加大，可耐受更高的注射压力，同时在操作中扭力性强、便于控制导管头端转向，即便无

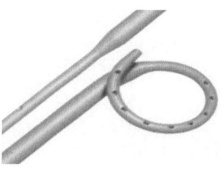

图 1-12　引流导管

导丝引导亦可进行选择性插管。导管由管头、管体和尾座三部分组成。管尖呈锥形，有端孔、侧孔和端侧孔设计的差别。导管前端可为直形，也可塑形为特殊形状，以适应靶血管走行，有利于选择性插管。微导管（图 1-14）：是指比普通导管直径更细的导管，分为均质导管和网络导管两种，前者多用于外周介入治疗用。头端可塑形各种弯曲形状，有金属标志，可连接微球囊，管径纤细，远端柔软表面有亲水涂层，具有超滑性，微导管无导向功能，必须与匹配的微导丝组合使用。双腔球囊导管（图 1-11）：是在普通导管头端外周环绕一个球状装置。导管有两腔，一个腔由导管尾端的侧壁直通球囊，用于充盈和扩张球囊，另一腔用于插入导丝、注射药物或对比剂；球囊由聚对苯二甲酸乙二醇酯（polyethylene terephthalate，PET）制成。

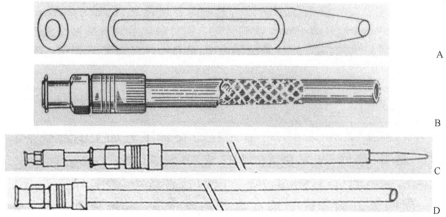

A

B

C

D

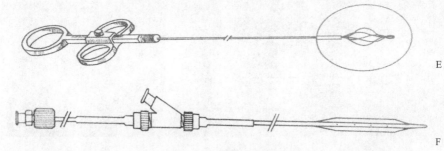

图 1-13　导管的结构

A. 均质导管；B. 网络导管；C. 同轴导管；D. 截头导管；E. 网篮导管；F. 球囊导管

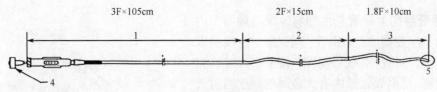

图 1-14　微导管

1. 硬端；2. 软端；3. 超软端；4. 微导丝尾端；5. 头端金属标志

导管有粗细和长短之分，导管的外径一般采用法国制标准（French gauge），F 表示导管直径（1F=0.335mm=0.013inch），常用导管内径为 0.035inch、0.038inch，长度以 cm 表示，如 80cm、100cm、120cm 等。同一型号外径的导管，内径可有不同，各生产厂家在产品上都有明确标记，使用前必须仔细阅读商品说明书。如 Cook 公司采用字母和数字标记导管的规格，如 F6.5-38-100-P-6S-G，表示聚乙烯 6.5F 导管，可通过 0.038inch 导丝，导管长 100cm，P 塑料接头，6 个侧孔，肺动脉猪尾巴导管。球囊导管的标记法与普通导管大致相同，如 Cook 球囊导管标记为 PFG7.0-38-100-4-1.5，即聚乙烯 7.0F，通过 0.038inch 导丝，导管长 100cm，球囊直径 4mm，球囊长 1.5cm 等。

上述的穿刺针、导丝、导管等器材各有不同的规格，在造影检查时必须相互匹配使用，否则易造成检查失败或引发并发症。一般常用造影检查的规格匹配见表 1-2。

表 1-2　常用穿刺针、导丝、导管匹配表

穿刺针			导丝外径	导管	
针号	外径	内径		F	管外径
18 号	1.27（0.050）	1.067（0.042）	0.965（0.038） 0.889（0.035）	7F	2.35（0.092）
19 号	1.067（0.042）	0.787（0.031）	0.711（0.028） 0.635（0.025）	6F	2.01（0.079）
20 号	0.889（0.035）	0.635（0.025）	0.530（0.021）	5F	1.68（0.065）
21 号	0.813（0.032）	0.559（0.022）	0.530（0.021）	4F	1.34（0.053）

注：表中数据，不带括弧者为"mm"，带括弧者为"inch"

（四）导管鞘

导管鞘（sheath）（图 1-15），是指导丝、导管等介入器材进出人体血管腔的临时通道，可避免器材反复出入血管腔造成对血管壁的损伤。

　　导管鞘的结构（图 1-16）由带反流阀的外鞘和能够通过导丝的中空内芯组成，用硅胶制成的瓣膜式反流阀能防止血液外溢，又可反复通过相应口径的导管，从而避免导管反复出入组织或管壁对局部的损伤。导管鞘的侧臂管带有开关，通过侧臂管可注入肝素盐水冲洗外鞘与导管间隙，防止凝血，也可作为压力监测的通道使用。导管鞘一般长 15cm 左右，导管鞘的外套管的外径用 F 表示，外鞘长 7～13cm，扩展器长 13～20cm，导丝 30～50cm。导管鞘的外套管内径必须与导管外径相匹配。

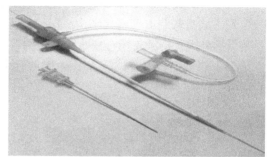

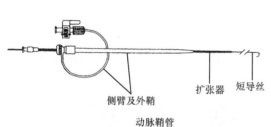

图 1-16　导管鞘结构

图 1-15　导管鞘实物图

（五）内支架

　　内支架（stent）是指能够使狭窄腔道扩张恢复其通畅功能的支撑架。

　　1. 内支架种类　广义上可分为内涵管（图 1-17）和金属支架两种。内涵管是一种塑料支架，仅用于非血管腔道的扩张和引流。狭义的支架仅指金属支架。按支架表面有无涂膜或聚乙烯膜覆盖可分为：裸支架（bare stent）（图 1-18）和覆膜支架（covered stebt）

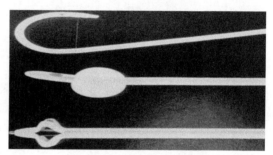

图 1-17　不同类型的内涵管

（图 1-19）。按支架展开方式分为：球囊扩张式（balloon expanding）和自扩式（self-expanding）支架。

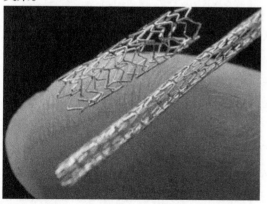

图 1-18　裸支架

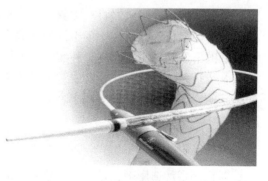

图 1-19　覆膜支架

2. 内支架的结构

（1）裸支架：支架表面无膜性涂层为网状结构，液体和气体可通过网眼自由进入。

（2）覆膜支架：支架的表面网眼被聚乙烯薄膜涂层覆盖，阻止气体、液体出入，具有支撑非血管腔道和封堵瘘口的双重作用。

（3）球囊扩张式内支架：支架套在球囊之外，需借助球囊充胀外力支架才能被动展开（图1-20）。

（4）自扩式支架：由16根0.1mm不锈钢丝编织成网状管状或由0.46mm不锈钢丝按"Z"形方式折弯制成管网状结构。压缩在特制的鞘管内。释放后即可自动扩展恢复原状，不需借助外力，持续支撑在狭窄的腔道内等（图1-21）。

（5）热记忆合金式内支架：为镍钛合金制成的支架，用冷冻的方法使其缩小直径，套入导管尖端，当上升至一定温度（医用记忆合金在25～50℃）时，即迅速展开恢复原状。

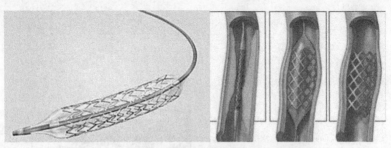

图1-20 球囊扩张式内支架释放过程示意图

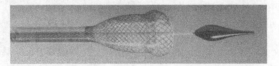

1-21 自膨胀式十二指肠支架及输送装置

（六）其他

介入放射学使用的器材种类繁多，上述五种是介入放射学最基本、应用最广泛的器材。其他还有诸多特殊器材应用于不同的疾病介入诊疗术，如用于防止下腔静脉血栓脱落导致肺栓塞的下腔静脉滤器，用于肿瘤治疗的微波、激光、冷冻等器材，以及用于间隔缺损封堵器及传送系统等。随着介入放射学发展和医疗器械制作工艺的不断创新，将会不断推出更多新的介入技术和器材应用于临床。

三、对　比　剂

对比剂俗称造影剂，是介入治疗术中的必需用药，是增加人体血管、生理腔道和组织的对比度，更加清晰显示病变或正常组织结构特征的"染色剂"，用于显示血管、食管、胃肠道、胆道、尿路腔内结构又称为造影剂，而用于CT、MRI的对比剂又被称为增强剂。对比剂可以通过动脉、静脉、口服或穿刺注入等路径进入人体，介入放射学最常用的方法是经导管直接注入方式。了解不同类型对比剂的使用方法及不良反应等，对确保介入手术的顺利进行、增加手术安全性、减少医疗事故发生，具有重要意义。

（一）对比剂的种类

对比剂分类：阴性对比剂：包括二氧化碳、空气、氧气和脂质类等；阳性对比剂包括钡剂和含碘的对比剂。含碘水溶性对比剂是心、血管内介入治疗中最常用的，它又可分为经肾脏排泄和肝脏排泄的碘水溶性对比剂。经肾脏排泄的对比剂又可分为离子型和非离子型两大类。非离子型对比剂在溶液中呈分子状态、无导电性、渗透压低，如，欧乃派克、碘海醇、威视派克、碘佛醇等，是血管造影首选的对比剂。离子型对比剂分子在溶液中被电离成带正负电荷的离子，具有导电性，渗透压高、副作用大，目前临床已很少用。

（二）对比剂相关不良反应

根据反应程度和是否需要治疗可以分为轻、中、重度或死亡。常见的症状有恶心、呕吐、热感、皮肤潮红、荨麻疹、支气管痉挛、喉部水肿、血管神经性水肿、低血压、心动过速或过缓、肝肾功能损害等。

对比剂相关不良反应，部分与剂量无关、部分与剂量有关。前者为特异质反应或变态样反应，注射 1~2ml 或更少量即可发生，甚至死亡，确凿机制尚不清楚，可能与抗原抗体反应等有关。后者主要与对比剂的高渗性、化学毒性等引起红细胞、内皮细胞、血-脑屏障、体液平衡、肝肾功能的变化有关。

（三）预防措施

1. 抢救设备 随着介入放射学的发展，受诊疗的患者比例也日益增加，工作中常遇到"急、危、重"的患者在检查中突发紧急事件或对比剂的不良反应，因此，除介入治疗室抢救器材（氧气、心电监护仪、除颤设备、气管插管和呼吸机等）和常规急救药品应配备齐全外，要求介入科相关人员，不仅要具备较强的分析能力、应急处理能力及对比剂不良反应的处理流程，急救相关知识的掌握，急救器材的正确使用和良好的沟通技巧等技能非常重要。

2. 严格控制适应证 严重的肝肾功能损伤、糖尿病、骨髓瘤、哮喘、荨麻疹和枯草热、碘过敏试验阳性者以及高危人群避免使用对比剂检查。

3. 碘过敏试验 过敏试验阴性结果依然会出现严重的不良反应甚至致死，为此国外多数医院早已不再做碘过敏试验。尽管过敏试验存在局限性，但通过试验的确可发现一些过敏患者，因此术前过敏试验仍有必要。对于有过敏可能的患者，介入手术前预防性应用地塞米松 5mg 静脉注射，可减少过敏反应的发生。

4. 对比剂选择 在介入治疗过程中尽可能选用非离子型对比剂，要控制对比剂的用量减少"冒烟"和造影次数。术后嘱患者加大饮水量，加速排泄。

总之，在介入诊疗术中，需随时密切观察病情，一旦出现对比剂不良反应，应立即停止手术操作及时采取有效的对症处理。

【思考题】

1. 介入放射学定义？介入放射学包括哪些范围？
2. 简述 Seldinger 技术对当代介入放射学产生哪些影响？

3. 介入放射学有哪些影像导向设备？如何选择导向设备？

4. 我国介入放射学的发展现况如何？

5. 开展介入放射学需要哪些专用器材？

6. 介入放射学对放射技师有何要求？

7. 避免对比剂的不良反应采取哪些预防措施？

8. 常用穿刺针的种类有哪些？

9. 导丝的作用是什么？

10. 常用导管的种类有哪些？导管是由哪些结构组成？

11. 导管鞘的作用是什么？

12. 如何选用支架？如何选用支架？

（蒋烈夫　蒋　蕾）

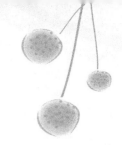

第二章　介入放射学常用技术

第一节　经皮穿刺术

经皮穿刺术是在影像设备的引导下采用穿刺针进入人体组织，建立介入通道或获取组织学标本、实施诊断与治疗的一种介入技术，是当今所有介入放射学技术操作的基础。

一、Seldinger 穿刺技术

Seldinger 穿刺技术 1953 年由 Seldinger 首创，采用经皮穿刺血管插管技术替代传统切开暴露血管插管造影的方法。由于该方法具有操作简捷、安全、并发症少等优点，之后又拓展到非血管性介入治疗领域应用，成为当今介入放射学所有操作技术的基础。本节分别介绍 Seldinger 穿刺技术和改良 Seldinger 穿刺技术的适应证、禁忌证及操作步骤。

【适应证】

1. 建立血管通道　所有血管内介入诊疗术的操作，都必须首先借助穿刺针经皮穿刺血管（动脉或静脉），建立血管与体外的通道，才能实施下一步的操作。如：血管造影、血管栓塞术、血管灌注术、血管成形术等。

2. 进入非血管腔道　非血管腔如胆道、肾盂等介入治疗，也都要首先采用穿刺针经皮刺入胆道或肾盂后，才能进行下一步的操作。

3. 穿刺实质性肿瘤　实质性肿瘤的活检和后续的介入治疗，例如消融术、粒子植入术，同样都必须采用经皮穿刺的路径，才能进行下一步的实施。

【禁忌证】

1. 血管造影的一般禁忌证。
2. 不可纠正的凝血功能障碍者。
3. 难以恢复的靶器官功能衰竭。
4. 意识不清楚，或难以配合的患者。

【设备与器材】

1. 导向设备　DSA。

2. 器材　穿刺针、导丝、导管鞘、导管等。

【操作步骤】

Seldinger 技术操作方法（图 2-1）以右侧股动脉穿刺为例，局部消毒、铺巾、局麻。在右侧腹股沟区皮肤皱褶下方 0.5mm 处用手触摸搏动的股动脉作为进针点，用刀尖沿皮纹方向挑开皮肤 3～4mm 长的小口，以便于穿刺针和导管插入。将带针芯穿刺针以 30°～45°

经皮切口快速进针，穿刺血管前后壁，退出针芯，缓缓向后退针，退至有血液从针尾处喷出，即插入导丝，退出穿刺针，再沿导丝引入导管。若置换导管鞘时，将导管鞘套在扩张器上，一起插入血管腔，然后撤出导丝及扩张器，再经导管鞘送入导管。

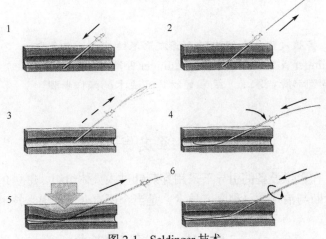

图 2-1　Seldinger 技术

1. 穿刺血管前后壁；2. 退出针芯；3. 退至血液喷出针尾；4. 插入导丝；

5. 退针送入导管；6. 撤出导丝造影

二、改良 Seldinger 穿刺技术

1974 年，Driscoll 对 Seldinger 穿刺法进行了改进，采用不带针芯的穿刺针直接经皮穿刺血管前壁进入血管腔，见血液从针尾喷出时，即停止进针，随即插入导丝、沿导丝引入导管鞘，再经导管鞘送入导管。改良 Seldinger 穿刺法与 Seldinger 穿刺法区别在于不穿入血管后壁（图 2-2），即插入导丝、导管。改良穿刺因不穿破血管后壁，血肿等并发症明显减少，但缺点是出血量较大。两种方法所用器材，适应证与禁忌证均相同。

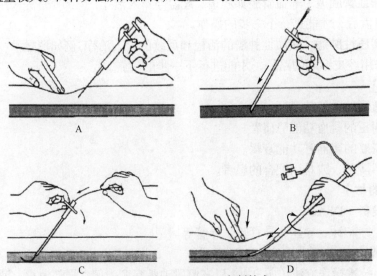

图 2-2　改良 Seldinger 穿刺技术

A. 穿刺部位皮肤局麻；B. 针尖刺入血管前壁见血液喷出；C. 插入导丝引入导管鞘；

D. 撤出导丝，送入导管造影

第二节 经皮穿刺引流术

随着超声、CT、DSA、MRI 等影像设备的应用日益广泛，各种疾病的的检出率较前明显提高，穿刺的目的也由诊断向治疗的转变。经皮穿刺引流术（percutaneous puncture drainage,PPD）是采用穿刺针、导管等器材，在影像设备的导引下对体内异常积液或体液滞留进行抽吸或置入引流管进行减压、疏导的一种介入诊疗技术。本节以肝脓肿为例简述操作步骤。

【适应证】

1. 人体生理腔隙内异常液体或气体集聚，所引起的病理反应，如胸腔、心包、腹、盆腔积液、积脓、气胸等。

2. 人体管道阻塞引起的梗阻以上腔道的液体大量积聚，如胆道、尿路等。

3. 实质性脏器巨大的囊肿、脓腔、血肿等引起症状者。

【禁忌证】

1. 多器官功能衰竭、脓毒败血症患者。

2. 不可纠正的凝血机制障碍。

3. 恶性肿瘤内坏死液化者。

【设备与器材】

1. 导引设备 DSA、CT、超声等。

2. 器材 引流穿刺针、导丝、猪尾巴引流导管、扩张导管，自制定位标记（用废弃介入导管截成长为 10cm、间距 10mm，将之平行排列，用胶布固定成栅格状）等。

【操作步骤】

1. 选择穿刺路径 术前仔细分析相关影像学资料，确定病变部位、大小及与周围组织的相互关系等。患者取仰卧位（俯卧位或侧位），将自制的栅格贴于进针的大体体表对应位置，行 CT 扫描。以病灶最大截面作为进针的最佳层面，在 CT 显示屏上选择能避开重要的解剖结构、损伤最小、最短距离作为进针路径，然后用直线游标标记体表穿刺点，模拟进针通道，测量最佳进针深度和角度，用甲紫标记穿刺点。

2. 操作方法

（1）直接抽吸术：穿刺部位消毒、铺巾、局麻（麻醉深度达病变脏器包膜层）。按穿刺路径图穿刺入靶区中心，进针达预定深度后，再次 CT 扫描，确认针尖在预定的最佳位置后，拔出穿刺针，连接注射器进行负压抽吸，将抽出物取少许送细胞学培养、药敏试验和（或）生化检测。如含抗生素为脓性黏稠物，可采用含抗生素的生理盐水（庆大霉素 8 万 U 溶入生理盐水 10ml 中）进行反复冲洗后抽出。CT 复查观察治疗效果（图 2-3）。

（2）置入引流管术：常规消毒、铺巾，局麻。术前先用手术刀尖在穿刺点挑开 2～4mm 小口，穿刺成功后撤出针芯，经穿刺针引入导丝，拔出穿刺针，沿导丝用扩张管扩张皮下组织通道后，撤出扩张导管，经导丝引入 5～12F 猪尾巴导管，撤出导丝，先抽取内容物送细胞培养、药敏试验或生化检测。再注入适量对比剂，证实引流导管头端仍在最佳引流位置，并观察有无对比剂外溢、腔内分隔、瘘道形成等。然后继续抽吸，直至无液体抽出为止。用含抗生素的生理盐水 5～10ml 低压缓慢反复冲洗、抽吸。术毕，包扎切口，缝合固定引流管，连接负压引流袋、持续引流。

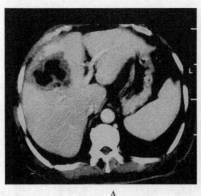 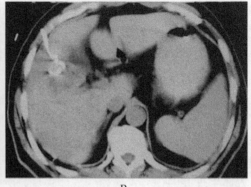

A   B

图 2-3　肝脓肿引流术前、术后 CT

A. 肝脓肿引流术前 CT；B. 肝脓肿引流术后 CT 显示对比剂所充盈的脓腔明显缩小

【并发症】

1. 感染，多因引流过程操作不当引起，与脓液或胆汁逆行进入血液有关。

2. 引流管阻塞。

3. 脏器损伤。

第三节　经导管动脉栓塞术

经导管动脉栓塞术（transcatheter arterial embolization，TAE）是指在影像设备的监视下，经导管向靶血管内注入栓塞物质，使之闭塞，从而达到预期治疗目的的技术，类似外科术中的血管结扎术。

【适应证】

1. 血液动力学异常的纠正或恢复　包括：动静脉畸形、静脉曲张（食管胃底静脉曲张和精索静脉曲张）、动静脉瘘、动脉瘤、动脉导管未闭等。

2. 止血　各种原因引起的脏器大出血，保守治疗无效又不具备外科手术条件者。

3. 治疗肿瘤　肿瘤的姑息性治疗、为富血供肿瘤外科治疗创造条件，以减少术中出血、提高肿瘤手术的切除率。

4. 内科性器官切除　如脾功能亢进和巨脾等。

【禁忌证】

1. 血管造影的一般禁忌证。

2. 靶器官功能衰竭患者。

3. 难以纠正的凝血功能障碍。

4. 导管行进中存在重要的不能避开的非靶血管者。

【设备与器材】

1. 导向设备　DSA。

2. 器材　穿刺针、导丝、导管等。

【栓塞材料】

栓塞材料按物理性状可分为固态和液态两大类，按使血管闭塞时间的长短又可分为短期、中期、长期三种类型。根据不同疾病选择相适应的栓塞材料，才能达到预期治疗效果。

本节根据栓塞材料的物理性状介绍临床常用的几种栓塞材料。

（一）固态栓塞材料

1. 明胶海绵（gelfoam）（图2-4）　明胶海绵属动脉蛋白胶类物质，具有无毒、无抗原性，易被组织吸收、具有较好的压缩性和遇水再膨胀性、摩擦系数低，进入血管后很快引起血小板聚集形成血栓等优点，属中期栓塞剂，有片和颗粒两种规格，栓塞约维持4个月。在临床上常用于控制各种出血性疾病、良恶性肿瘤术前和姑息性栓塞治疗等。

2. 聚乙烯醇（polyvinyl alcohol，PVA）微粒（图2-5）　由PVA合成材料制成，是一种多孔海绵颗粒状物质。遇水时体积迅速膨胀可达10～15倍，生物相容性好，可塑性优于明胶海绵，但不易被组织吸收，摩擦系数较明胶海绵大，属永久性栓塞材料，临床上常用于控制各种出血性疾病和肿瘤的栓塞治疗。

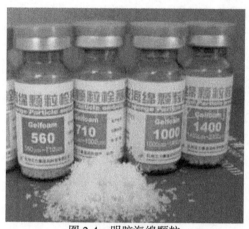

图2-4　明胶海绵颗粒

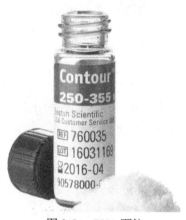

图2-5　PVA颗粒

3. 可脱性球囊（detachble balloon）（图2-6）　由乳胶或硅胶制成的球状或香肠状空心球囊，用乳胶线或乳胶塞连接于直径3F微导管尖端，经导管送入靶血管后，再经导管注入对比剂，使球囊扩张，回撤导管球囊即脱落，留在靶血管内。乳胶球囊弹性较大、半渗透性且柔软，膨胀后的球囊直径可达4～30mm，可在体内维持膨胀2～4周。硅胶球囊与导管连接和解脱容易，在体内可维持膨胀6个月以上，但弹性差。球囊可分为直径1mm和直径2mm两种，前者可封堵直径4mm的血管，后者可封堵直径9mm的血管，临床上常用于动静脉瘘、动脉瘤和颈动脉海绵窦瘤等的栓塞治疗。

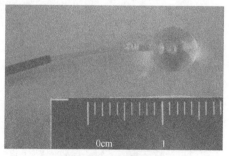

图2-6　可脱性球囊

4. 弹簧圈（coil）（图2-7）　是由镍钛合金细丝经过二级螺旋形绕成弹簧状结构，其间缠绕羊毛、涤纶纤维或丝线。直径分别为2mm、3mm、5mm、8mm等多种规格。弹簧圈释放前在导管内呈直线状，一旦脱离导管即自膨复原。可脱落弹簧圈是一种具有可控性或在释放后可回收的金属圈，依据脱卸方式可分为：机械脱卸、电解脱卸和注水脱卸等。弹簧圈主要用于脑动脉瘤、静脉曲张、出血和动静脉瘘等的栓塞治疗。

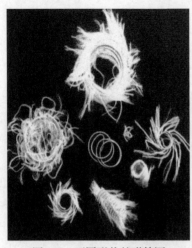

图 2-7 不同形状的弹簧圈

5. 自体凝血块 经导管抽出患者血液 10～20ml，盛与无菌器皿内自凝或加入凝血酶 100～200U、6-氨基乙酸 2ml（或加热至 56℃）促使其凝固后，根据需要切成小块状与对比剂混合一起注入靶血管内，可起到短暂性阻断血流作用。具有取材容易，制作简便、无抗原反应、短期内易被吸收等优点。自体肌肉块、皮下脂肪等组织也可作为栓塞剂使用，作用与凝血块相同，栓塞时间较自体凝血块作用稍长。

（二）液态栓塞材料

1. 碘化油（Lipiodol）类（图 2-8A） 包括碘化油、超液化碘化油和碘脂，属长效栓塞剂（1～2 年），远端栓塞后不宜形成侧支。因其黏度高、流动性差等物理特性所限，一般不单独作为栓塞剂使用，常作为载体与具有极强血管内皮损伤作用的化疗药物（如平阳霉素、丝裂霉素等）组合制成脂悬剂使用，能准确界定肿瘤的大小、范围。在一些富血供的肿瘤中（如肝癌细胞、海绵状血管瘤的血窦内），碘化油与携带化疗药物选择性滞留在小血管和肿瘤细胞内，时间长达数月之久，利用肿瘤细胞的这一嗜碘特性,有助于提高常规 CT 扫描难以的小肝癌和血管瘤的检出率。

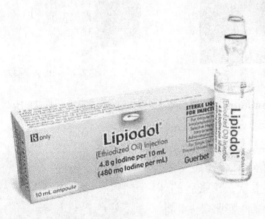

A   B

图 2-8 液体栓塞剂

A. 超液化碘化油；B. 无水乙醇

2. 无水乙醇 又称无水酒精（图 2-8B），是一种应用广泛的组织坏死剂，具有强烈的组织脱水蛋白凝固作用，一旦靶血管栓塞，侧枝循环则难以重建。可造成血管永久性闭塞和器官、肿瘤的坏死。常用于恶性肿瘤的姑息性治疗，动静脉畸形、静脉曲张的栓塞治疗。

3. Onyx（EVAL） 主要由乙烯基-乙烯乙醇聚合物（EVOH）、二甲基亚砜溶剂（DMSO）和微粉化钽粉材料按一定比例混合，制成的一种新型血管内非黏附性液态栓塞产品。与血液接触后，DMSO 立即弥漫，EVAL 沉淀聚合成固态，起到栓塞血管的作用。其中 Onyx-18、Onyx-20、Onyx-34 系列适用于脑动静脉畸形栓塞，而 OnyxHD-500

则用于动脉瘤的栓塞治疗。

4. α-氰基丙烯酸正丁脂(n-Butyl-Cyanoacrylate，NBCA)和 α-氰基苯烯酸正辛脂(TH 胶) 均属高分子低黏度液态黏合剂，其聚合反应速度极快，易引起导管粘连造成拔管困难而致手术失败，因此要求术者操作技术娴熟。NBCA 与血液中的电解质接触后迅速聚合成固态条块，在血管中长期不溶解，性能稳定，属永久性血管栓塞剂。NBCA 与碘苯脂或碘化油按一定比例配制后使用，有利于操作和提高栓塞效果。临床上常用于颅内血管畸形、食管静脉曲张、动脉瘤等栓塞治疗。

【操作步骤】

1. 建立血管通道 采用改良 Seldinger 技术穿刺，经股动脉入路，建立靶血管通道。

2. 血管造影诊断 确定靶血管的部位、走行、直径大小、范围、动静脉显影时间及侧支循环等。

3. 选择栓塞材料 根据治疗目的选择适应的栓塞材料，如用于控制出血和肿瘤术前栓塞，宜选用明胶海绵条栓塞，而不宜选用液态或微小颗粒的栓塞剂，以免造成脏器缺血坏死。肿瘤的姑息性治疗宜选用相适应的化疗药物与碘化油组合的混悬剂进行栓塞。而动脉瘤、动静脉畸形则选用弹簧圈。在栓塞效果相同的情况下，应尽量选用不易反流、操作简便、价格低廉、不透 X 线的栓塞材料。

4. 释放栓塞材料 释放栓塞材料的过程是完成栓塞术的关键步骤，导管尖端应尽量插入或贴近靶血管。术中应密切注视动态影像，掌控好释放栓塞剂的压力和速率，确保栓塞剂的精准释放，避免因过度栓塞而造成严重并发症的发生。根据具体情况可选用低压流控法、阻控法、定位法等进行栓塞。栓塞结束后再次造影观察疗效，达到预期栓塞目的，撤出导管。术毕，穿刺点压迫止血、包扎。

【并发症】

1. 误栓。

2. 栓塞综合征，包括疼痛、发热、恶小、呕吐等。

3. 过度栓塞，可造成肝功能衰竭、胃肠道或胆道穿孔、较大范围组织坏死等。

第四节　经导管动脉灌注术

经导管动脉灌注术（transcatheter arterial infusion，TAI）是用介入的方法，经导管向靶血管内注入相应的药物从而达到局部治疗目的的一种方法。与内科经静脉全身给药相比，药物分布不受全身无关血流的影响，明显提高了靶血管局部药物的浓度、相对高效，而且全身副作用少，同时兼顾局部和全身的治疗方式。

【适应证】

1. 恶性肿瘤的姑息性治疗与放疗协同治疗。

2. 肿瘤外科术前的辅助治疗。

3. 止血（大咯血、消化道出血等）。

4. 溶解血栓。

【禁忌证】

1. 一般血管造影的禁忌证。

2. 严重的全身感染。

3. 难以恢复的靶器官功能衰竭者。

4. 凝血机制障碍。

【设备与器材】

1. 导向设备　DSA。

2. 器材　常用器材与选择性血管造影所用类同。

3. 特殊器材　包括球囊阻塞导管、灌注导管、全植入式导管药盒系统、药物注射泵等。

（1）球囊阻塞导管（occlusive ballon catheter）：导管内为双腔通道，经侧腔注入稀释对比剂使球囊膨胀，短暂阻断血流，主腔为灌注药物通道。这种双腔通道的设计避免了血流对药物的稀释，从而有效提高了病灶对药物的摄取率。

（2）溶栓导管（infusion catheter）：属直头多侧孔导管。导管的头端侧孔段的两端各有一金属标记（图 2-9），便于在透视下定位观察。端孔可用粗头细身的导丝阻塞，经"Y"形阀加压注入灌注药物，药液则从侧孔喷出，均匀分布在靶区。主要用于血栓溶解术。

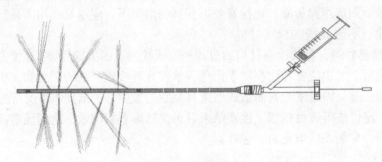

图 2-9　溶栓导管

（3）全植入式导管药盒系统（implantable reservoir, port-catheter system, PCS）：又称埋入式药物泵，由药盒和导管组成。药盒植入皮下组织内与插入靶动脉的导管连接，经穿刺药盒硅胶耐穿膜途径，即可行长期、反复药物灌注治疗，使患者免受反复血管穿刺和体外留置导管的痛苦（图 2-10，图 2-11）。

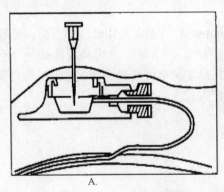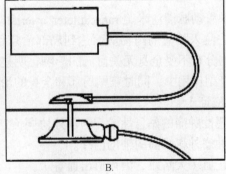

A.　　　　　　　　　　　　　B.

图 2-10　全植入式导管药盒

A. 注射针刺入药盒；B. 连接体外注射泵

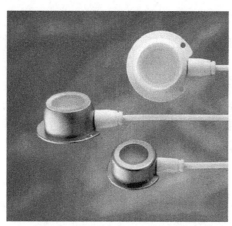

图 2-11　全植入式导管药盒实物图

（4）药物注射泵：是一种具有一定注射压力和调控注射速率的泵。泵的注射速率调节范围在 1～99ml/h 内。患者携带行动便利，避免反复血管穿刺和体外留置导管的痛苦，治疗也可在门诊进行，特别适用于长期持续性动脉内化疗药物灌注治疗者。

【常用药物】

1. 溶栓药物　常用的有尿激酶（urokinase，UK）、组织纤溶酶原活化剂（tissue plasminogen activator，t-PA）等。

2. 止血药物　如血管加压素、垂体后叶素、肾上腺素等。

3. 化疗药物　抗癌药物种类繁多，迄今尚无统一。按对肿瘤细胞增殖周期不同时相的作用将其分为细胞周期非特异性药物（cell cycle nonspecific ageuts，CCNSA）和细胞周期特异性药物（cell cycle specific ageuts，CCSA）两类。CCNSA：对肿瘤细胞具有较强的灭杀作用，直接干扰 DNA 结构和功能，浓度时间曲线中，浓度关系大、浓度增加 1 倍，作用增强 10 倍，为剂量依赖性药物，适宜于一次冲击性动脉内药物灌注术（TAI），主要包括烷化剂（氮芥、环磷酰胺、噻替派等）、铂类（顺铂、卡铂、奥沙利铂等）和抗肿瘤抗生素（丝裂霉素、阿霉素等）。CCSA：主要作用于增殖周期中的 S 期和 M 期细胞，抑制 DNA 的生物合成使其失去增殖功能对肿瘤细胞的杀灭弱而慢，浓度时间曲线中，与时间呈正比，故作用随时间延长而增强，当药物达到一定剂量之后，即使剂量再增大、也不具灭杀能力。主要包括：5-氟尿嘧啶（5-FU）、长春新碱、甲氨蝶呤、替加氟、吉西他滨、羟基尿、阿糖胞苷等。

【操作步骤】

1. 建立灌注通道　采用 Seldinger 技术穿刺股动脉入路，建立血管灌注通道。

2. 血管造影诊断　明确病变的性质、范围及血供、管径粗细及侧支循环等。

3. 化疗药物的选择　根据抗癌药物的药理特性，肿瘤的组织学类型进行选择。如，以非增殖细胞为主体生长速度较快肿瘤，宜选用细胞周期特异性药物；反之则选择细胞周期非特异性药物治疗。两种化疗药物联合使用，应以增加疗效而不增添毒素、减低毒素而不减低疗效，药物之间无相互拮抗作用为原则进行合理组合，而不能盲目地将几种化疗药物简单相加使用。单类抗癌药疗效显著，不必再联合用药。

4. 药物灌注

（1）化疗药物灌注：在透视监视下，将导管尖端尽量插入肿瘤供血动脉内，选用大剂量冲击式灌注或间断脉冲式灌注方式，最大限度地减少药物的副作用。欲留置导管时，应与体表皮肤缝合固定，防止导管尖端移位。注入肝素生理盐水封管，导管尾端的三通开关用消毒纱布包裹固定，防止凝血堵塞导管或引起感染。

（2）药物灌注止血：除胃十二指肠动脉、肠系膜上动脉不必作超选择性插管，其余部位出血，超选择性精度越高、止血效果越佳，灌注血管加压素的速度为 0.2～0.4U/min。

（3）药物灌注溶栓：导管尖端尽量插入血栓内或贴近血栓，随血栓溶解导管及时跟进，亦可采用导丝、导管配合进行机械性碎栓。在使用大剂量尿激酶溶栓过程中，应造影监视并监测凝血功能，及时调整灌注剂量和速率，直至血栓溶解。

【并发症】
1. 药物灌注反应，如疼痛、发热、恶心、呕吐、食欲减退等。
2. 脊髓损伤。
3. 血管痉挛、血栓形成、组织坏死等。
4. 出血，为溶栓灌注过程中的严重并发症，发生率为 17%～38%。

第五节　管腔成形术

一、经皮经腔血管成形术

经皮经腔血管成形术（percutaneous transluminal angioplasty，PTA），在影像设备的监视下，采用球囊扩张、支架支撑的机械性张力效应，再通粥样硬化或其他原因所致的血管狭窄或闭塞性病变的方法。目前，PTA 包括：球囊血管成形术、血管内支架植入术、激光血管成形术、动脉粥样斑块切除术。其中以前二种方法常用，二者常一起配合使用。

（一）球囊血管成形术

【适应证】
1. 各种原因所致的大、中血管腔的局限性、短段狭窄（或闭塞）。
2. 心脏瓣膜狭窄或动脉瓣的狭窄。

（二）血管内支架植入术

【适应证】
1. 各种原因导致的血管腔狭窄，残余腔＞30%。
2. PTA 治疗的并发症或再狭窄的治疗等。
3. 重建血管通道并纠正血流动力学的异常，经皮肝内门体静脉分流术等。
4. 宽颈动脉瘤电解可脱落弹簧圈（GDC）栓塞术的协同治疗。
5. 动脉粥样斑块溃疡。
6. 血液透析患者的动静脉内瘘的狭窄、长段血管狭窄、闭塞等。

【禁忌证】
1. 凝血功能障碍者。
2. 靶器官功能已丧失者。
3. 大动脉炎活动期。

4. 严重靶血管近端迂曲、广泛致密钙化。

【设备与器材】

1. 导向设备 DSA。

2. 常用器材 穿刺针、导丝、导管、长导管鞘、球囊加压泵、球囊导管、血管内支架及输送系统等。

【操作步骤】

1. 建立血管通道 采用 Seldinger 技术，股动脉穿刺插管，建立血管通道。术中全身肝素化，首剂量 1mg/kg 静脉注入，之后 1000～2000U/h 维持。

2. 血管造影诊断 明确狭窄部位、范围和程度，包括血管形态学改变和血流动力学的变化。

3. 器材的选择 球囊直径应等于或稍大于（不超过 1mm）狭窄段血管邻近的正常血管直径，长度以能覆盖整个狭窄段为宜。球囊扩张式支架直径应大于靶血管邻近段正常血管直径的 10%～15%，而自扩式支架直径应大于血管径的 10%～20%，支架两端以覆盖正常或相对正常段约 5mm 为宜，以保持支架的稳定性和再通效果。

4. 球囊预扩张（图 2-12A） 导丝通过狭窄段，跟进导管，在透视监视下经导管注入稀释对比剂充盈球囊，当压迹正好位于球囊的有效扩张区可继续加压灌注，直至球囊的压迹消失。一般每次扩张持续 15～30 秒，可重复 2～3 次若狭窄段较长、可分段扩张。球囊扩张成功技术标准：狭窄段血流灌注明显改善或恢复正常，跨狭窄动脉收缩压差<1.3kPa，残余狭窄<30%，无并发症存在。扩张结束后。抽净球囊内对比剂后，撤出球囊导管。

5. 释放内支架（图 2-12B） 除内支架释放这一核心过程外，其他步骤与球囊血管成形术基本相同。支架释放前应经导管或静脉行全身肝素化（一般 3000～5000U 肝素）。支架一旦释放，则不易更换位置和撤出，必须在透视下反复确认支架和靶血管位置关系，确保支架定位精准。球囊扩张式支架释放后，则用 6～8 个大气压充胀球囊，持续加压 15～30 秒使支架完全展开并黏附于血管壁后，抽瘪和回撤球囊。再次选择性造影观察内支架的通畅情况，并作跨狭窄压差测量。术毕，穿刺点止血、包扎。术后继续抗凝 3～5 天，静脉滴注肝素或皮下注射低分子肝素。口服氯吡格雷 75mg/d，3～6 个月；口服肠溶性阿司匹林 100mg/d，6～12 个月。

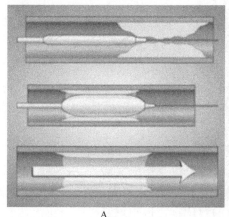
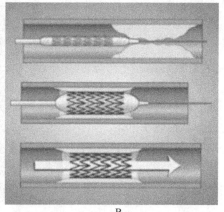

图 2-12 血管成形术示意图

A. 单纯性球囊扩张；B. 内支架释放

【并发症】

1. 术后再狭窄。

2. 穿刺部位血肿。

3. 血栓形成。

4. 血管损伤。

二、非血管管腔成形术

非血管管腔成形术（percutaneous transluminal angioplasty for natural orifice），是在经皮血管成形术的基础上拓宽至非血管组织的中空管腔的狭窄性病变中的应用。如食管、气道、胆道、尿路及输卵管腔狭窄等，并取得满意的疗效。二者管腔成形原理、使用的器材（规格、型号不同）、操作方法基本类同，只是所选择的治疗途径不同而已。

【适应证】

各种病因所致的非血管管腔狭窄或阻塞性病变（包括先天性狭窄、功能性狭窄、肿瘤所致管腔狭窄、外伤性狭窄、瘢痕性狭窄、外压性狭窄等）。

【禁忌证】

1. 狭窄腔道的炎症水肿期。

2. 术后 3 周内的腔道狭窄。

3. 具有外科手术指征者。

4. 不可纠正的凝血功能障碍者。

5. 多器官功能衰竭。

【设备与器材】

1. 设备 DSA

2. 器材 球囊导管、导丝、支架输送装置（气管支气管支架、食管支架、胆管支架等）。

【操作步骤】

1. 术前准备 仔细分析术前影像学检查资料，了解病变的部位、性质、狭窄程度和范围。气道和消化道插管操作前需行咽喉部喷雾麻醉，对儿童及神经过敏者可用全麻。为减少分泌物术前可适当给予阿托品或山莨菪碱（654-2）。

2. 支架选择 支架两端应超出狭窄区 1～2cm，并能耐受消化液、胆汁、尿液等的长期浸泡，不变形，封堵瘘道或肿瘤必须选用覆膜支架。球囊外径等于或稍大于狭窄段近端正常腔道的内径。

3. 选择介入途径 如气道、食管、泌尿道、输卵管等开放性腔道，可经体外管口直接引入介入器械；对于相对封闭的腔道，如胆道系统，需经皮肝穿刺胆管途径或经术后"T"型管途径或经内镜引入。

4. 球囊预扩张 沿导丝引入球囊导管进行预扩张，预扩张球囊的直径应小于将要置入的支架直径 2～3mm。确认球囊两端的金属标记覆盖狭窄区后，在透视临视下经导管缓慢注入稀释对比剂充胀球囊时间 1～2 分钟，间隔 3～5 分钟。直至狭窄段在球囊上形成的缩窄环消失，扩张成功后，抽净球囊内的对比剂，退出球囊导管。再次造影了解狭窄腔道开通情况。球囊扩张式支架在闭塞或重度血管狭窄段释放前应进行球囊预扩张，以利于支架的顺利植入。

5. 支架释放 沿交换导丝引入支架输送装置至狭窄段，造影确认位置精准无误后，在透视监视下缓慢释放支架。球囊扩张式支架用 6～8 个大气压将支架完全展开，加压持续时间 15～30 秒，然后将球囊抽瘪，并撤出球囊导管。

6. 注意事项 术后应全面监护患者情况。消化道扩张术后 2～3 天应进流质、半流质、软食。胆道、泌尿道扩张后需置管引流观察引流液体量、颜色及管腔通畅情况等。

【并发症】

1. 出血。

2. 穿孔。

3. 感染。

4. 术后再狭窄。

第六节　其他介入治疗技术

一、下腔静脉滤器置入术

下腔静脉滤器（inferior vena cava filter，IVCF）是一种能截获腔静脉系统脱落的栓子的血液滤过装置，是预防致命性肺动脉栓塞的最有效措施之一，在临床上应用最为广泛。

【适应证】

1. 存在抗凝药物绝对禁忌证及接受足够强度抗凝治疗后，仍然存在的急性复发性肺栓塞者，如下腔静脉、髂静脉、下肢的静脉内存在游离血栓或抗凝治疗无效者。

2. 盆腔及下肢外科手术前，疑有深部静脉血栓形成者。

3. 反复发生的肺动脉栓塞。

4. 慢性肺动脉高血压伴高凝血状态。

【禁忌证】

1. 滤器经植入路径中有血栓存在。

2. 肺栓塞生命垂危者。

3. 下腔静脉重度狭窄与选择滤器设计值不符。

4. 下腔静脉直径超过或等于选用滤器的最大直径。

【设备与器材】

1. 设备 DSA。

2. 器材 滤器置入长鞘、滤器输送专用导丝、短鞘等。

3. 滤器 滤器可分为永久性和临时性滤器两种。永久性滤器是指存留在体内不能再取出，如 Simon 镍金属腔静脉滤器（图 2-13）、12F 钛金属的 Greenfield 腔静脉滤器（图 2-14）等。临时性滤器适合用于只在短期内有血栓脱落导致肺血栓栓塞症发生风险的患者，主要有 Gunther Tulip 滤器、OptEase 滤器、TempoFilterⅡ滤器等，此类滤器可被取出。

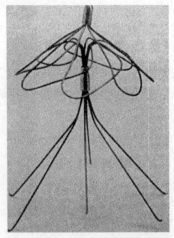

图 2-13　Simon 镍金属腔静脉滤器

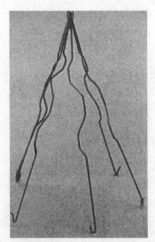

图 2-14　12F 钛金属的 Greenfield 腔静脉滤器

【操作步骤】

1. 建立静脉通道　采用 Seldinger 技术，采用穿刺股静脉（或颈内静脉）入路，建立下腔静脉通道，行股静脉造影，观察血栓的位置、范围、长度、形态。

2. 下腔静脉造影诊断　了解下腔静脉及其主要分支的管径大小、形态、走行及有无血栓存在，明确双侧肾静脉开口位置。

3. 选择滤器　测量下腔静脉直径，选择与之匹配的滤器。急性或范围局限的血栓宜选择临时性滤器；长度超出 20cm 或下肢深静脉内分布较广泛的血栓可选用可取出滤器或永久性滤器。

4. 滤器释放术　将滤器经输送鞘缓慢送入肾静脉开口下缘的下腔静脉内，X 线透视下反复仔细核对肾静脉开口位置无误后，缓缓后撤输送鞘释放滤器直至完全展开（图 2-15，图 2-16）。再次造影了解滤器位置、形态、有无偏移，滤器顶点与肾静脉之间的距离。达到预期目的，即可撤出输送器。对植入的可回收滤器，需仔细分析滤器取出钩与滤器壁的距离，以距离>5mm 较为佳，以利于日后取出。操作结束，穿刺部位压迫 10～15 分钟止血。患者卧床 8～12 小时，宜进行抗凝、溶栓等综合性治疗。

5. 注意事项　肺动脉栓塞的患者在放置下腔静脉滤器后，仍应继续溶栓治疗，避免并发症发生。在滤器放置术后的第 1、3 个月后各需随访 1 次，拍摄腹部 X 线平片，并在滤器植入后 6 个月时作顺行性下腔静脉造影和（或）超声检查，之后每年随访 1 次。随访主要观察内容为滤器形态、位置及下腔静脉血流状况。对永久性滤器放置者，可根据需要推荐长期口服抗凝剂，定期复查凝血功能并及时调整口服用药量。

【并发症】

1. 滤器移位，相对滤器与下腔静脉不匹配，滤器移位至右心房或肺动脉内。
2. 滤器断裂、滤器未能展开。
3. 下腔静脉穿孔。
4. 穿刺部位出血、静脉内血栓。

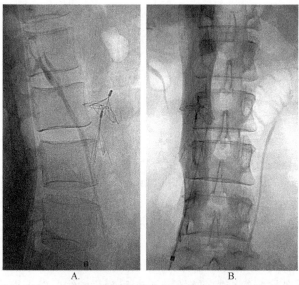

图 2-15 Simon 镍金属腔静脉滤器植入术后正侧位 X 线表现

A. 侧位；B. 正位

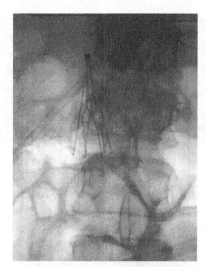

图 2-16 12F 钛金属 Greenfield 腔静脉滤器植入后 X 线表现

二、^{125}I 放射性粒子植入术

^{125}I 放射性粒子植入术是指将放射性粒子植入肿瘤组织内，利用其持续释放纯 γ 射线，达到近距离灭杀肿瘤细胞的技术，又称内放疗、肿瘤体内粒子刀。该技术具有安全、并发症少、适应证广、疗效佳等优点，目前已被广泛应用于肝癌、肺癌、胰腺癌、前列腺癌等恶性肿瘤的姑息性治疗。

【适应证】

1. 失去手术机会的各种原发性实质性恶性肿瘤。

2. 肿瘤的术前的辅助治疗。

3. 拒绝手术或放疗的肿瘤患者。

【适应证】

1. 肝、肾功能衰竭者。

2. 凝血功能障碍者。

3. 肿瘤较大，血供丰富。

4. 对放疗不敏感的肿瘤。

【设备与器材】

1. 设备 CT、立体定向引导装置。

2. 器材 ^{125}I 粒子呈圆柱形，直径为 0.08mm，长 4.5mm，由钛合金外壳密封（图 2-17A、B）半衰期为 59.34 天，可持续释放能量为 35.5keV 的 γ 射线及 27～35keV 的 X 射线，初始剂量率为 5～7cGy/h，18G 粒子植入针或弹夹式植入枪、放射性粒子植入治疗计划系统。

【操作步骤】

1. 术前准备 影像学图像资料输入治疗计划系统（treatment planning system，TPS），计算出肿瘤病灶区及其周围组织需要剂量，绘制等剂量曲线及粒子数目和粒子空间排列进行布源等（图 2-18）。

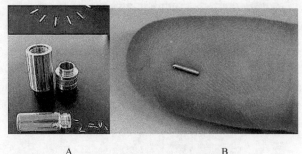

A   B

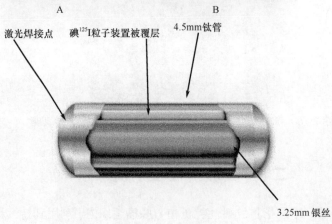

激光焊接点 碘^{125}I粒子装置被覆层   4.5mm钛管

3.25mm银丝

C

图 2-17 ^{125}I 粒子

A. ^{125}I 粒子合金密封装置；B. 粒子外观；C. ^{125}I 粒子钛合金密封粒子源（剖面图）

2. 选择穿刺路径 患者取仰卧位（俯卧位或侧位），将自制的栅格贴于进针的大体体表对应位置，行 CT 扫描。在 CT 显示屏上选择最佳层面，兼顾能能避开重要的解剖结构、损伤最小的最短途径作为进针路径，然后用直线游标标记体表穿刺点，模拟进针通道，测量最佳进针深度和角度，用甲紫标记穿刺点。

3. ¹²⁵I 粒子植入（图 2-19） 患者取仰卧位，穿刺部位常规消毒，铺巾、局部麻醉。将专用穿刺针按预定进针路径刺入病变中心，回抽无血液或胆汁，再次 CT 扫描证实穿刺针尖的位置符合 TPS 计划要求无误后，按平行/癌栓长轴方向依次将 ¹²⁵I 粒子按间距间隔 0.5～10mm 分别用植入枪逐一植入肿瘤各个部分，植入完毕，再次 CT 扫描进行术后验证，了解粒子分布等情况。如粒子分布稀释或遗漏，可进行补植，直至符合 TPS 预定的步源计划为止。术毕，在穿刺点贴敷创可贴，常规应用抗生素预防感染。

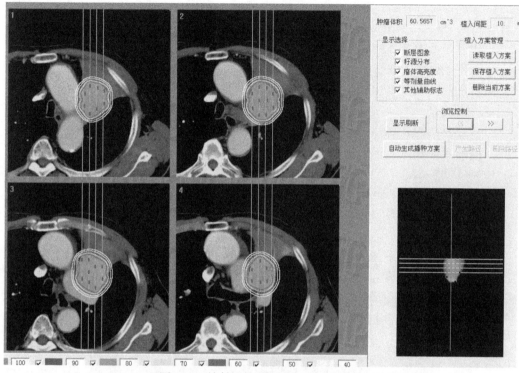

图 2-18 放射性粒子植入术前 TPS 设定

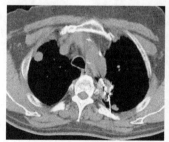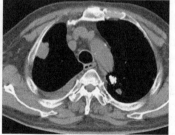

图 2-19 左上肺转移瘤放射性粒子植入术 CT 对比表现

4. 注意事项 穿刺路径要求避开大血管及重要组织器官。严格遵循操作规程，粒子植入要精准、动作要轻柔，术后 1～2 个月做 CT 增强扫描并与术前 CT 片比较评价治疗效果。

【并发症】

1. 粒子植入术后反应，如低热、局部疼痛、感染、栓塞等。

2. 相邻脏器损伤、瘘道形成、伴发出血等。

三、消 融 术

消融术（ablation）又称组织毁损术或硬化术。是经皮穿刺采用物理或化学的方式使肿瘤组织蛋白发生凝固性坏死，从而损毁肿瘤组织的一种微创治疗方法。常用于实质性恶性肿瘤的姑息性治疗，如肝癌、前列腺癌、肾癌等。

【适应证】

1. 实质性恶性肿瘤，如肝癌、肝转移瘤、肺癌、胰腺癌（单个病灶直径≤5cm 或病灶数目≤3 个，最大径≤3cm 效果较佳）等。

2. 患者拒绝手术者。

3. 手术难以切除肿瘤，作为姑息性治疗联合 TACE 序贯治疗。

4. 肝功能分级 Child-Pugh A 或 B 级或经内科治疗达到该标准者。

【禁忌证】

1. 多器官功能衰竭。

2. 凝血功能障碍、有明显出血倾向。

3. 顽固性腹水。

4. 肿瘤与大血管、胆囊、心包关系密切、分界不清。

5. 植入心脏起搏器的患者。

【设备与器材】

1. 导引设备 CT、超声。

2. 器材 化学消融：10～20cm，直径 18G 带芯穿刺针、与穿刺针匹配的无水乙醇注射针。物理消融：冷冻消融器材：冷刀、氩氦刀主机、高压氩气、高压氦气；热消融器材：包括射频（图 2-20）、电极针（图 2-21）、微波消融发生器。

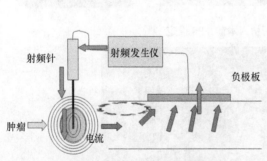

图 2-20 射频消融治疗原理示意图

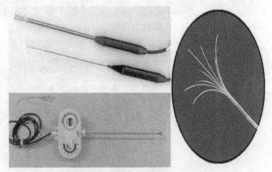

图 2-21 不同类型消融电极针

【操作步骤】

1. 选择消融路径 术前根据影像学检查图像资料，根据肿瘤位置、侵犯范围、大小、数量及与周围组织结构的关系，充分评估肿瘤的生物学特性和患者病情，预测可行性疗效、选择消融治疗方案和路径。

2. 化学消融术 目前用于肿瘤治疗主要有无水乙醇消融（PEI）、冰醋酸（己酸）消融（PAI）、稀盐酸复方消融合剂等，其导向设备、操作步骤方法类同。以下简介套管针微米注射消融技术步骤。穿刺点皮肤常规消毒、局麻。患者在平静呼吸状态下，在 CT（或超声）引导下先将直径 0.8mm 的穿刺针插入病灶近端，撤出针芯抽吸无回血（或胆汁）后，将其作为路径，插入直径 0.45mm 的微米注射针刺入肿瘤内，在 CT 扫描确认位置无误后，将盛有无水乙醇与碘化油混悬的乳剂的微米注射器与微米注射针尾端链接，缓慢对肿瘤进行多点、多方向注射，每一个点推注乙醇 0.5ml/次，对于包膜下或贴近大血管的病灶药量不能过多、范围不易过大。注射完成预计注射量后，术中再次 CT 扫描，确认效果满意后，缓慢分段拔针，以减少乙醇沿针道溢出，引起疼痛。术毕包扎，压迫止血。

3. 物理消融术 物理消融则是通过加热或冷冻局部组织灭活肿瘤病灶的治疗方法，主要有射频消融（radio frequency ablation,RFA）、微波（MCT）、冷冻治疗、聚焦超声消融（high intensive focused ultrasound,HIFU）、激光消融等。

（1）氩氦刀消融术（argon helium cryoablation）：在 CT 或超声引导下将氩氦刀准确刺入肿瘤内，立即启动氩气，可藉氩气在刀尖急速膨胀产生制冷作用，在 15 秒内将制冷病变组织冷冻至–130～–170℃，持续 15～20 分钟，冷冻范围应超出病灶边缘 10mm 为宜，然后关闭氩气，再启动氦气实施快速加热，使病变组织温度从–130～–170℃迅速升温达零上 20～40℃，持续时间 5～6 分钟。这种冷热逆转组合的治疗方式，对肿瘤组织的摧毁尤为彻底，其降温及升温的速度、时间和摧毁区域的大小，可由 CT 或超声等实时监测，并由计算机精准设定和控制。术毕，行 CT 增强扫描了解消融效果，制订下一步治疗方案。

（2）射频消融（RFA）（图 2-22）术：在 CT 或超声引导下、选择最佳穿刺部位及进针角度，将多极子母射频电极针精准刺入肿瘤中心区，进行多点重叠消融，病灶局部温度控制在 70～90℃，持续 10～15 分钟，消融范围以超出肿瘤边缘 0.5cm 为宜。术毕撤出治疗针，局部加压、止血包扎。

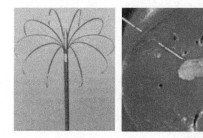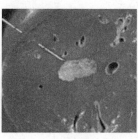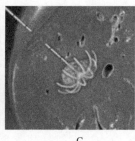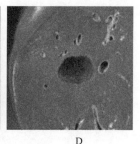

| A | B | C | D |

图 2-22 射频消融术治疗示意图

A. 多级射频电极针展开实物图；B. 进针；C. 打开伞状电极针；E. 射频消融效果

【并发症】

1. 皮肤烫伤。

2. 疼痛。

3. 出血。

【思考题】

1. 简述 Seldinger 穿刺技术操作步骤。

2. 何谓血管栓塞术？

3. 常用的栓塞材料有哪些？

4. 简述经导管动脉溶栓术的适应证。

5. 非血管管腔成形术适应证？其基本原理是什么？

6. 简述下腔静脉滤器植入术的适应证。

7. 何谓消融术？常用的技术有哪些？

8. 简述粒子植入术的适应证。

9. 简述经皮穿刺引流术适应证。

10. 何谓选择性动脉插管和超选择性动脉插管？

11. 简述常用栓塞器材的临床应用。

12. 简述经皮血管腔成形术的操作步骤。

（李敬哲　王　亮　蒋烈夫）

第三章　介入放射学常用技术的临床应用

学习要求

1. 了解　经导管动脉栓塞和灌注术的适应证。
2. 熟悉　常用介入器械及栓塞剂临床应用。
3. 掌握　血管内支架植入术的适应证、禁忌证。

　　介入放射学治疗术是在影像学诊断的基础上发展起来的一门新兴的临床学科，广泛应用于人体各个系统疾病的诊断及治疗，具有微创、安全、定位精准、疗效高、见效快、可重复性强、操作简便、易于多技术联和应用等诸多优点。本章将主要介绍常用介入治疗技术的适应证、禁忌证及操作方法在临床应用中的具体实例。

第一节　经导管血管腔栓塞术的临床应用

一、脑动静脉畸形栓塞术

　　脑动静脉畸形（cerebral arteriovenous malformation，CAVM）是一种先天性局部脑血管发育异常性疾病。CAVM 由增粗的供血的动脉、畸形血管网和迂曲扩张的引流静脉组成的。脑动脉与静脉之间缺失正常的毛细血管网，代之为相互缠绕并沟通、管径粗细不一的异常血管。传统的治疗方法包括外科手术和放疗对 CAVM 的治疗，但均存在一定的局限性，且疗效多不理想，随着神经介入技术和器材的发展，微导管栓塞术以其微创、见效快、疗效佳、并发症少的诸多优点，目前已成为 CAVM 的首选治疗方法。

【适应证】

1. 微导管能够精准插入的 CAVM，均可进行栓塞治疗。
2. 高血流的 CAVM，术前分次栓塞可避免发生"正常脑灌注压突破现象"。
3. CAVM 引起的反复蛛网膜下隙出血。

【禁忌证】

1. Amytal 试验阳性。
2. 微导管无法到位。
3. 凝血功能障碍者。
4. 微导管不能避开供应正常组织的穿支动脉。

【设备与器材】

1. 设备　DSA。

2. 器材　导管、5F 导引导管、超长交换导丝、泥鳅导丝、CAVM 栓塞专用微导管、微导丝、Onyx 专用微导管系统；Onyx-18、Onyx-34 胶、α-氰基丙烯酸正丁脂（NBCA）、微弹簧圈、超液态碘化油等。

【操作步骤】

1. 建立血管通道 采用 Seldinger 技术, 股动脉插管, 建立血管通道。

2. 全脑血管造影 常规全脑血管造影或超选择性靶血管造影, 了解病变部位、范围、供血动脉、引流静脉、管径粗细、数量、畸形血管团的构筑特征及动-静脉（A-V）循环时间等情况（图 3-1）, 制订栓塞计划、评估栓塞治疗风险。

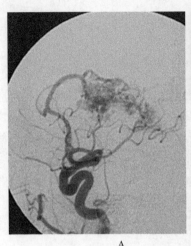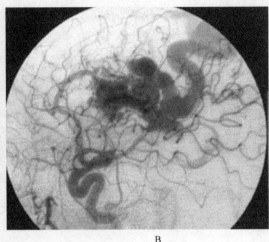

A   B

图 3-1 脑动静脉畸形 DSA 表现

A. 一团畸形血管团, 由增粗的左侧大脑中动脉供血; B. 数支增粗的迂曲扩张的引流静脉

3. 全身肝素化 在导丝引导下将 5F 导管送入患侧颈内动脉或椎动脉内达第二颈椎水平, 导管尾端与 Y 型阀连接, 经 Y 型阀侧臂连接加压输液管, 行全身肝素化。

4. 栓塞剂配制 用 NBCA 与碘苯酯配制成 30%~80% 浓度的混悬液, 加入适量不透 X 线的钽粉合成的栓塞剂。

5. 栓塞剂释放 经 Y 型阀尾端口引入微导丝、微导管至靶血管内, 导管尖端尽可能插入或贴近畸形血管团, 并避开供血正常的组织的穿支血管。用 1ml 注射器先后分别抽入 NBCA 混合液和 5% 的葡萄糖注射液各 0.5ml 后, 与充满 5% 葡萄糖注射液的微导管尾端连接, 在透视监视下缓慢注入、观察其流向, 当血流变缓或 NBCA 弥漫返流至供血方向时, 立即停止注射并将导引导管连同微导管快速撤出。应用 Onyx 胶一般也可获取满意栓塞效果。对于大范围或高血流量的 CAVM 可选择弹簧圈、栓塞剂协同栓塞方式进行治疗。一般每次栓塞畸形血管团的 25% 为宜, 注射 NBCA 时要注意其流向, 避免进入引流静脉。1~3 个月后再次进行栓塞治疗, 直至畸形血管团不显影或大部（80%）消失为止。术毕, 再次造影了解评估栓塞效果。穿刺部位止血、加压包扎。

6. 注意事项 栓塞前经导管向靶动脉内注入 25~50mg 阿米妥钠作 Amytal 试验, 判断有无位于功能区 AVM 存在。若出现失语、无力、麻木等一过性功能丧失, 提示畸形血管团内含有重要的脑组织存在, 则需重新调整导管的位置或放弃操作。导管头端尽量贴近病变避免误栓等情况发生。应根据血流速率调配浓度比例, 选择合适的栓塞剂, 掌控好栓塞剂的推注速率。术中术后应控制性降压 24~48 小时。

【并发症】

1. 误栓。

2. 脑动脉痉挛或闭塞。

3. 灌注综合征，包括脑组织充血、水肿、出血等，术后要及时进行对症治疗。

二、颅内动脉瘤封堵术

颅内动脉瘤（intracranial aneurysm）是指颅内动脉的局灶性异常扩大，状如囊袋样突起。约 50% 的自发性蛛网膜下腔出血是由动脉瘤破裂所致。影像学根据动脉瘤的形态可分为囊状、梭形及夹层动脉瘤三种类型，其中以囊性动脉瘤最为常见。动脉瘤临床常用的治疗方法包括外科手术（直接切除、开颅夹闭及血流重建等）和介入封堵术。介入封堵术是采用特定的栓塞器材稳固填塞在瘤腔内（图 3-2）或在载瘤动脉内植入特殊支架等方式来阻断血流进入瘤腔，从而达到治疗的目的。介入治疗与外科手术治疗相比具有创伤小、适应证广、并发症发生率低的优点，对于一些外科手术难以涉及和切除的动脉瘤患者，提供了一条新的治疗途径。本节以囊性动脉瘤为例介绍其介入治疗方法。

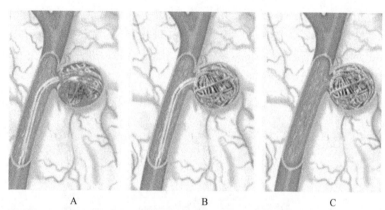

A   B   C

图 3-2　脑动脉瘤微弹簧圈植入术示意图

A. 经微导管送入微弹簧圈；B. 释放弹簧圈；C. 撤出微导管、弹簧圈在动脉瘤内呈网篮状盘曲、致密填塞瘤腔

【适应证】

1. 除了禁忌证以外的所有脑动脉瘤。

2. 手术难以切除或涉及解剖复杂部位的动脉瘤。

3. 巨大动脉瘤开颅术的互补（杂交术）。

【禁忌证】

1. 介入器材进入动脉瘤瘤腔受阻。

2. 严重出血倾向、凝血功能障碍者。

【设备与器材】

1. 设备　DSA。

2. 器材　常规脑血管造影器材、5F 导引导管或长鞘、交换导丝（长 260～300cm）、超滑导丝（长 150cm）、弹簧圈与弹簧圈配套的微导管及微导丝、相匹配的微弹簧圈释放装置、SolitaireAB 支架推送装置、栓塞胶等器材。

【操作方法】

1. 建立血管通道 操作在全身麻醉下进行、术中全程肝素化（60U/kg）。采用 Seldinger 技术，经右侧股动脉穿刺置入 5F 导管鞘，在导丝导引下送入 5F 导管至颈内动脉 C_1/C_2 水平（或椎动脉起始段）建立血管通道。

2. 全脑血管造影 在路径图指引下行全脑血管造影和超选择脑血造影，并以三维DSA血管重建图像显示，动脉瘤的位置、形态，数目、测量瘤体直径、瘤颈宽度及载瘤动脉远近端直径，瘤体/颈比值，选择栓塞材料，确认最佳栓塞路径。

3. 栓塞材料的选择 根据动脉瘤的大小和瘤颈特征选择适宜的弹簧圈。对于单纯栓塞应选择大于载瘤动脉直径 0.5～1.0mm 即可。对于需要植入多枚弹簧圈者，首枚弹簧圈的选择十分重要，尽量选择直径与瘤腔略小于瘤腔直径的弹簧圈，以便于其后弹簧圈容易植入。动脉瘤直径＞5mm 时应选择标准型、3D 型弹簧圈，动脉瘤直径＜5mm 动脉瘤、前交通动脉瘤和破损的动脉瘤宜选用柔软的弹簧圈。

4. 释放栓塞器材

（1）弹簧圈栓塞术：采用术中肝素化，根据路径图，在导丝的引导下将微导管导入动脉瘤内，再次造影确认弹簧圈完全位于动脉瘤内盘曲满意后，缓慢撤出导丝，利用弹簧圈专用解脱装置进行解脱。当解脱装置发出弹簧圈已解脱信号后，在透视监视下缓慢拉动弹簧圈解脱装置，如瘤腔内弹簧圈不随解脱装置移动则证实解脱成功，反之为假解脱。如闭塞效果不佳可再选择适宜的弹簧圈继续栓塞。再次造影证实动脉瘤致密完全填塞，载瘤动脉通畅，方可结束操作（图 3-3）。

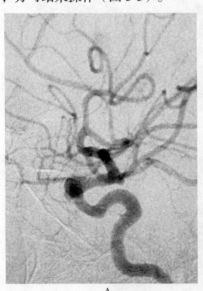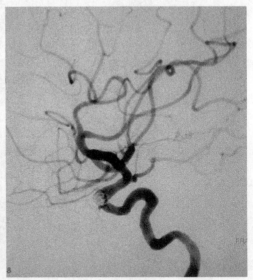

A   B

图 3-3　脑动脉瘤微弹簧圈栓塞术前、术后 DSA 表现

A. 弹簧圈植入前 DSA 表现；B. 弹簧圈植入后 DSA 表现

（2）球囊辅助弹簧圈栓塞术（remodeling）：适用于宽径动脉瘤栓塞，可防止弹簧圈进入载瘤动脉，保证动脉通畅，使弹簧圈致密填塞。此项技术由 Moretzai 1974 年首先提出。将导管引入动脉脉瘤后，送入 1 枚柔软的球囊，充盈球囊、覆盖瘤颈，然后经导管送入弹簧圈，弹簧圈解脱后，撤出球囊，重复上述步骤直至动脉瘤完全栓塞。

（3）支架稳定微导管技术（stent-jacktechnique）（图3-4）：在路径图引导下送入微导丝、微导管跟进至动脉瘤腔内，再经同一指引导管将 Rebar-18 微导管置入载瘤动脉并经 Rebar-18 微导管送入支架；部分撤回 Rebar-18 微导管，使支架部分释放并覆盖动脉瘤颈，再经动脉瘤腔内的微导管输送微弹簧圈，至填塞动脉瘤腔满意为止后，完全回撤 Rebar-18 微导管，使支架完全释放，最后电解脱支架。

（4）载瘤动脉闭塞术：对某些难以采用弹簧圈栓塞的动脉瘤，需行可脱落球囊进行载瘤动脉闭塞术。

5. 注意事项　微导管头端塑形应与动脉瘤和载瘤动脉的走行角度一致。在操作中应尽力避免微导丝或微导管头端与动脉瘤壁接触，防止动脉瘤破裂。对于宽颈颅内动脉瘤的栓塞治疗，应首选支架辅助弹簧圈栓塞的方法。栓塞结束再次血管造影观察栓塞效果和载瘤动脉通畅情况，达到预设目的后，缓慢撤出支架输送系统、包扎、压迫止血，穿刺点推荐使用血管闭合装置。绝对卧床 24 小时。

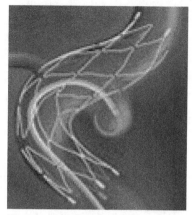

图3-4　支架稳定微导管技术示意图

【并发症】

1. 异位栓塞。

2. 血栓形成。

3. 脑血管痉挛。

4. 术中动脉瘤破裂。

（蒋烈夫　范　勇）

三、大咯血的支气管动脉栓塞术

大咯血是呼吸系统常见的急症，传统内科药物治疗有时难以凑效，多采用急诊手术切除病变肺叶为代价来实施止血治疗，由于手术准备时间较长、创伤大、风险高，对于多数患者等不及手术或因不能耐受手术而失去治疗机会，未经积极有效的治疗死亡率高达 50%。目前，支气管动脉栓塞术（bronchial arterial embolization，BAE）已成为控制大咯血的首选治疗方法，而既能达到立即止血的目的，又可保全肺叶的功能。

【适应证】

1. 急性大咯血危机生命，又不适宜手术者。

2. 反复咯血者，经内科治疗无效，拒绝手术者。

3. 手术治疗后咳血复发者。

【禁忌证】

1. 对比剂过敏及甲状腺功能亢进者。

2. 操作中难以避开脊髓动脉。

3. 导管不能牢固插入靶血管开口。

4. 严重出血倾向伴重要脏器功能衰竭者。

【设备与器材】

1. 设备 DSA。

2. 器材 普通导管和微导丝、微导管、超滑导丝、球囊导管等；常用栓塞剂、PVA颗粒直径为 500~700μm、KMG 微球直径为 500~700μm、明胶海绵颗粒直径为 550~700μm、明胶海绵条 5mm×10mm。组织黏合剂（IBCA）、塔形纤毛弹簧圈（2mm×3mm或 2mm×4mm）等。

【操作步骤】

1. 影像学资料分析 包括胸部 X 线及 CT，分析咯血的病因，初步判断出血部位和性质等。

2. 胸主动脉造影诊断 采用改良 Seldinger 法穿刺股动脉，置入 5F 血管鞘，经鞘管引入 5F 猪尾导管分别于主动脉弓下方行胸主动脉造影，对肺尖部病变补充胸廓内动脉造影，下肺病变补充膈下动脉造影。

3. 支气管动脉造影诊断 采用 2.7F 同轴微导管超选择性靶血管造影，反复"冒烟"，寻找出血支气管动脉。了解靶血管的直径大小、分支及其侧支循环情况，制订栓塞计划、预估栓塞风险，选择适宜的栓塞材料。

4. 栓塞材料的选择 一般支气管动脉单纯性出血者，需选用与靶血管管径相应大小的明胶海绵颗粒或 PVA 颗粒；对支气管动脉主干的栓塞可采用明胶海绵条或微弹簧圈；由恶性肿瘤所致的出血，应先行灌注化疗，再行支气管动脉栓塞。对弥漫性血管畸形所致的出血，可选用真丝线段作为栓塞剂。

5. 靶血管栓塞（图 3-5） 确认微导管尖端插入靶血管内后，手推注入 2ml 对比剂造影，如果对比剂不反流、导管位置稳固，即可行栓塞术。栓塞前先经微导管注入 0.5~2U 血凝酶，使靶血管末梢形成血栓，再选择相应大小的海绵颗粒或 PVA 颗粒用低压流控法进行小动脉水平栓塞，直至对比剂的前向流动缓慢或停滞、靶血管内对比剂外溢征象消失。也可经微导管推注 0.5mm×10mm 长的明胶海绵 2~3 条栓塞出血动脉，直至出血部位的供血动脉完全栓塞为止。也可选用 2mm×4mm 塔形纤毛弹簧圈栓塞支气管主干及一级分支，以避免主干开通，咯血复发。术毕，再次行支气管动脉造影，确认出血动脉完全栓塞后，撤出导管，对穿刺口加压止血、包扎。

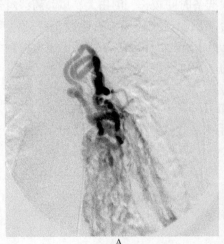 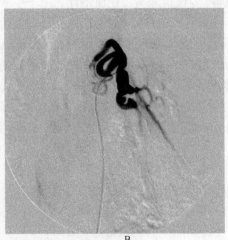

A   B

图 3-5 左侧支气管动脉栓塞术、前后 DSA 表现

A. 左侧支气管动脉 DSA 示对比剂外溢；B. 栓塞剂填塞后左侧支气管动脉 DSA 对比剂外溢征象消失，出血即可停止

6. 注意事项 栓塞全过程在影像设备的监视下进行。操作应尽可能使用微导管超选，使导管尖端插入靶血管深部 1～2cm，严格控制栓塞剂灌注速率，防止反流。对侧支循环丰富的部位若发现存在变异的支气管动脉参与病变供血支，均应逐一进行栓塞；若与肋间动脉或脊髓动脉共干，应超选避开此动脉，以免误栓。对于造影发现脊髓动脉而微导管插管困难者，则放弃栓塞治疗。

【并发症】

1. 栓塞综合征。
2. 脊髓损伤。
3. 疼痛。

四、妇产科大出血的栓塞术

妇产科大出血来势凶猛，病因复杂、病死率极高。内科保守治疗往往难以奏效，而外科手术治疗则以子宫切除术为最终结局，无疑会对患者造成巨大的生理和心理伤害。子宫动脉栓塞治疗可达到既止血又保留子宫的双重目的，目前已成为控制妇产科大出血的首选治疗方法。

【适应证】

各种原因引起的盆腔大出血，如外伤、肿瘤、妊娠期、分娩期、黄体破裂和功能性子宫大出血等。

【禁忌证】

同一般血管造影的禁忌证。严重的失血性休克患者等。

【设备与器材】

1. 设备 DSA。

2. 器材 穿刺针、超滑导丝、血管鞘、5F Cobra 血管造影导管、J 形导管；PVA 颗粒、明胶海绵、不同型号的弹簧钢圈等。

【操作步骤】

1. 建立血管通道 采用 Seldinger 法穿刺股动脉，导入 5F 血管鞘，经鞘管鞘引入 5F 造影导管或 J 型导管，建立血管通道。

2. 子宫动脉造影诊断 沿 0.035inch 超滑导丝引入 5F 导管，行超选择性双侧子宫动脉造影，寻找出血部位，了解靶血管的直径大小、分支、血流动力学改变及其侧支循环情况，制订栓塞计划。

3. 栓塞剂选择 根据靶血管的部位、管腔的粗细、出血量及病变的性质不同，选用相适应的栓塞剂，包括明胶海绵颗粒（或 PVA 颗粒）或微弹簧圈等。由恶性肿瘤所致的出血，应先行灌注化疗，再行栓塞。

4. 栓塞止血（图 3-6） 子宫动脉的栓塞治疗可分为双侧髂内动脉栓塞和双侧子宫动脉栓塞两种方式：前者操作简捷、所需时间短，但易导致异位栓塞。后者为超选择栓塞，并发症少，但费时及技术操作较复杂。将导管插入髂内动脉前干或子宫动脉内，栓塞前一般需先注入抗生素预防感染，将对比剂与适量明胶海绵颗粒（2mm×1mm）（或条状）混合抽入注射器内，在 X 线透视监视下缓慢注入，直至动脉主要分支闭塞，对比剂反流停止栓塞。为防止跨越盆腔的侧支循环建立而再度出血，用同样方法栓塞另一侧髂内动脉前干或子宫动脉。造影证实栓塞效果满意后，撤出导管，穿刺部位止血、加压包扎。

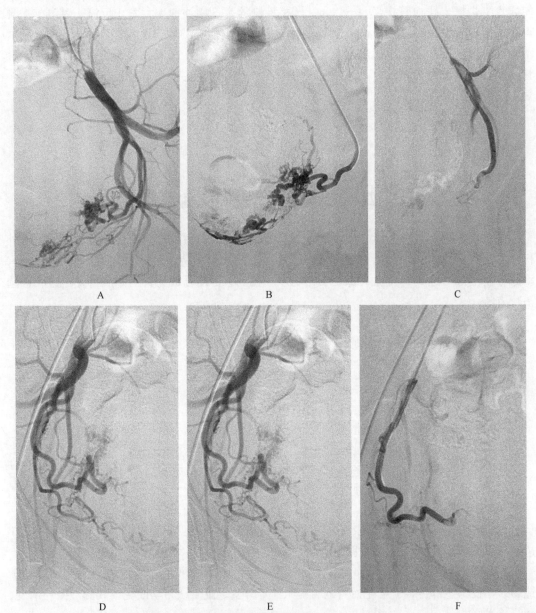

图 3-6　子宫动脉出血术前、术后栓塞 DSA 表现

A、B、D、E：产后出血，子宫动脉扭曲、粗细不均匀，对比剂外溢；C、F：双侧子宫动脉栓塞后对比剂外溢征象即可消失

5. 注意事项　栓塞同时给予一定剂量的抗生素，可有效预防术中感染。在行髂内动脉的栓塞时，应越过臀上动脉，防止误栓臀上动脉造成并发症。

【并发症】

1. 栓塞综合征，如疼痛、发热、恶心、呕吐等。

2. 异位栓塞。

3. 阴道出血。

4. 闭经。

五、消化道出血的栓塞治疗

消化道出血是临床常见急症之一，以十二指肠悬韧带（Treitz 韧带）为界分为上消化道和下消化道。对于消化道的出血，临床上通过病史分析、实验室检查、影像学和胃镜检查，大多数患者能确诊。但仍有部分患者经过各种检查，却不能明确出血的病因和出血的部位，无法进行有效的治疗。采用经选择性血管造影和导管灌注栓塞治疗，不仅可迅速明确出血的部位、分析出血的病因，而且可达到立即止血的效果。

【适应证】

1. 各种消化道疾病引起的大出血，经内科保守治疗无效者，临床上暂不能行外科手术者。

2. 慢性间歇性消化道出血，拒绝手术治疗者。

3. 由外科手术、介入操作、经皮肝穿刺等医源性原因引起脏器损伤而导致的出血。

【禁忌证】

1. 凝血功能严重障碍者。

2. 肝肾功能严重功能不全，严重感染着应视为相对禁忌证。

3. 近期心肌梗死、严重的冠心病、心肌储备力差等应视为血管加压素禁忌证。

4. 碘过敏者。

5. 核素扫描未发现活动性出血者慎用。

【设备与器材】

1. **设备**　DSA。

2. **器材**　穿刺针（包括经皮肝穿刺针及套件）、导管鞘、泥鳅导丝、4F Cobra 导管、RH 或 LH 导管、5F 猪尾导管、SP 微导管；PVA 颗粒直径 500~700μm、明胶海绵颗粒、弹簧圈、丝线等。加压素、垂体后叶素等。

【操作步骤】

1. **建立血管通道**　采用改良 Seldinger 技术经股动穿刺、置鞘，分别以 5F 导管鞘导入 0.035inch 导丝及 5F 猪尾巴导管常规选择性或超选择插管，建立血管通道。

2. **腹腔动脉造影诊断**　一般消化道出血可按腹腔动脉、胃左动脉、肝总动脉、胃十二指肠动脉的顺序插管造影、下消化道出血可按肠系膜上、下动脉及髂内动脉顺序进行造影，寻找出血动脉的部位、性质、血流动力学改变及其侧支循环等情况。

3. **栓塞材料的选择**　栓塞材料可分为可吸收性栓塞利（如明胶海绵）以及非吸收性栓塞剂（弹簧圈、丝线、球囊、PVA 颗粒、Onix 胶等）对 1~3 级分支出血动脉以选择弹簧圈并辅以 PVA 颗粒（或 Onix 胶）栓塞为宜；对 4~5 级及末梢动脉以明胶海绵颗粒（PVA 颗粒或 Onix 胶）栓塞为宜。

4. **灌注止血**　临床实践中，出血动脉主干内灌注垂体后叶素即可取得满意疗效，不必选择性插管。导丝插入靶血管内、导管跟进，采用微量注射泵以 0.2U/min 的速率灌注血管加压素，血管加压素用生理盐水稀释。灌注 20~30 分钟后行血管造影复查。如出血仍未控制，则将药量增加至 0.4U/min，如出血已停止，则以当前剂量维持灌注 12~16 小时，再将药量减至 0.1U/min。24 小时临床确认出血得到控制，停止药物灌注，撤出导管。

5. 栓塞止血（图 3-7，图 3-8） 栓塞治疗一般认为对于侧支循环丰富的器官，如胃、十二指肠、肝动脉的出血可选择栓塞治疗。对于小肠或结肠出血，由于其侧支循环并不丰富，特别在弓状吻合以下的终末血管，栓塞易造成肠坏死。特别在先选用血管收缩剂及灌注治疗后再行栓塞治疗时有极大风险，应视为禁忌。栓塞全过程在透视监视下进行，将导管尖端稳固插入靶血管内，采用低压流注法缓慢注入明胶海绵颗粒（或 PVA 颗粒）进行栓塞，直至靶血管远端无对比剂外溢为止。再次造影检查评估栓塞效果，对比剂外溢、滞留等征象消失为栓塞成功。术毕，撤出导管，穿刺口加压止血，包扎。

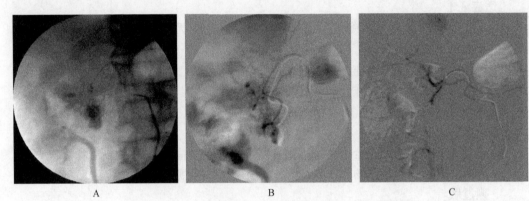

图 3-7 胃十二指肠动脉出血栓塞术前、术后 DSA 表现

A、B：对比剂外溢、聚集；C. 栓塞后对比剂外溢、积聚征象消失

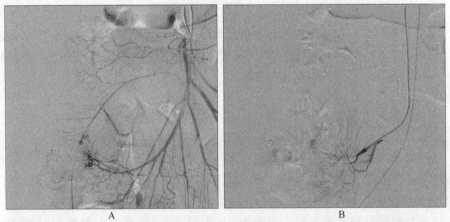

图 3-8 下消化道出血（所致）栓塞术后复发，再栓塞的 DSA 表现

A. 克罗恩病所致肠道出血，肠系膜上动脉造影显示对比剂外溢；B.栓塞后对比剂外溢止血消失，表明出血停止

6. 注意事项 为避免并发症的发生除选择适宜的栓塞剂外，在操作过程中应在透视监视下仔细观察导管头端的位置、注入速度，尽可能超选择性插管，防止栓塞剂返流，减少栓塞血管范围。这是有效避免栓塞后并发症的关键所在。对于单纯性浅表性、特发性和外伤撕裂性出血宜选用短期栓塞剂。对于肿瘤、血管畸形、静脉曲张引起的大出血应选用永久性栓塞材料。十二指肠溃疡出血的栓塞，导管应插入胃十二指肠动脉内。肠系膜上动脉应超选择性插管。小肠栓塞水平要控制在肠动脉主干分支的远端和近端的动脉弓，不应损害远端的交通动脉弓和壁内血管网。无论是暂时性栓塞，或是永久性栓塞，栓塞后

均需血管造影来证实出血已经控制，方可撤出导管结束手术。术后继续卧床休息、止血、对症治疗。

【并发症】

1. 栓塞综合征。
2. 肠缺血坏死。
3. 异位栓塞。

（赵德政）

六、部分性脾动脉栓塞术

部分性脾栓塞术（partial splenic embolization，PSE）采用介入方法，经导管选择性向脾下极动脉内注入栓塞物质，使之闭塞造成部分脾梗死，从而达到消除或抑制脾功能亢进目的的一种治疗方法。PSE 既达到了部分性"脾切除"消除了脾功能亢进的目的、又保留了脾免疫功能，同时又改善了患者的血液学状况，是目前脾功能亢进最有效的治疗方法，俗称内科性脾切除。

【适应证】

1. 外伤后脾破裂出血。
2. 脾功能亢进，具有手术指征者。
3. 脾脏肿瘤、骨髓纤维化、真性红细胞增多症及免疫抑制等疾病的辅助治疗。
4. 继发于门静脉高压的胃底食管静脉曲张出血。

【禁忌证】

1. 肝硬化伴有严重的黄疸和大量顽固性腹水者。
2. 恶液质者。
3. 碘过敏。
4. 凝血功能障碍者。

【设备与器材】

1. 设备　DSA。

2. 器材　与常规血管造影器材基本相同，明胶海绵等。

【操作步骤】

1. 建立血管栓塞通道　采用改良 Seldinger 法经股动脉入路，建立血管通道。

2. 脾动脉造影诊断　经导丝引入 5F 导管插入脾动脉主干造影，了解脾动脉及其血管分布和脾脏大小。制订栓塞计划、估算栓塞材料的数量。

3. 栓塞材料的选择　为了精准地控制栓塞范围，选择无菌海绵条（2mm×10mm 大小）替代明胶海绵颗粒。庆大霉素 32 万 U、地塞米松 6mg 溶于 100ml 生理盐水中。

4. 脾动脉栓塞（图 3-9）　在透视监视下送入微导丝、微导管跟进插入脾下极动脉无误后，注入适量的含抗生素生理盐水，之后，采用经导管低压流控方式，推注加入对比剂的明胶海绵条进行栓塞，栓塞后立即行脾动脉造影，了解栓塞范围。一般采用目测脾动脉血流速度评估栓塞面积，血流速度稍有变缓则栓塞面积为 30%～40%，当血流明显变缓时为50%～60%。如果栓塞范围未到达预期目的，可继续栓塞，直至满意为止。术毕，撤出导管，穿刺部位加压止血、包扎，穿刺侧下肢制动 24 小时。

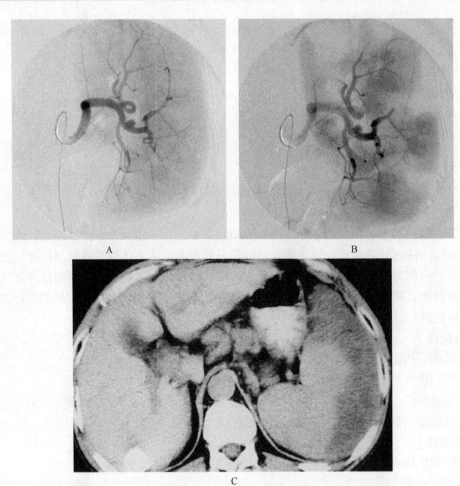

图 3-9　脾动脉栓塞术前、术后 DSA 及 CT 栓塞后复查图像

A. 栓塞前脾脏染色范围增大；B. 栓塞后脾脏染色范围明显缩小；C. 脾脏栓塞术后 CT 复查图像

5. 注意事项　栓塞面积应控制在 40%～60%，如栓塞面积过大并发症多，栓塞范围小，则疗效差。栓塞后常规用地塞米松 10mg 稀释后静脉滴注 3～5 天减轻脾动脉栓塞后反应。

【并发症】

1. 栓塞综合征，如疼痛、发热、胃肠道等不良反应。
2. 反应性胸膜渗出和肺感染。
3. 误栓。
4. 脾-门静脉血栓形成。

七、子宫肌瘤动脉栓塞术

子宫肌瘤是妇科最常见的良性肿瘤。传统外科手术是将肌瘤连同子宫一起切除为最终结局，无疑会给患者带来巨大的生理和心理创伤。采用子宫动脉栓塞（uterine artery embolization，UAE）（图 3-10），闭塞肌瘤的供血动脉，使瘤体缺氧、缺血、坏死、萎缩甚至消失，获得与外科手术相近似的疗效，又保全了子宫功能，是一种微创、安全有效的治疗方法。

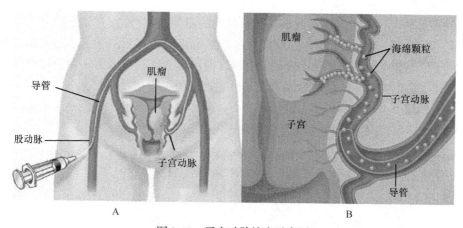

图 3-10　子宫动脉栓塞示意图

A. 导管经右侧股动脉入路进入左侧子宫动脉；B. 经导管灌注海绵颗粒栓塞

【适应证】

1. 继发贫血、压迫症状明显的子宫肌瘤患者。

2. 保守治疗无效或复发者。

3. 拒绝手术或不能耐受手术的患者。

4. 巨大子宫肌瘤子宫切除前的辅助性栓塞治疗。

【禁忌证】

1. 妊娠、盆腔感染。

2. 带蒂浆膜下肌瘤、阔韧带肌瘤。

3. 难以纠正的凝血功能障碍。

【设备与器材】

1. 设备　DSA。

2. 器材　5F Robert 子宫动脉导管、5F 血管鞘、猪尾巴导管、单弯导管、微导管、超滑导丝、血管鞘等。药物：对比剂、抗生素、利多卡因和罂粟碱；栓塞材料：明胶海绵颗粒、PVA 颗粒（500～700μm）、三丙烯明胶（TGM）微球、海藻酸钠（KMG）微球、超液化碘化油、平阳霉素等。

【操作步骤】

1. 建立血管栓塞通道　采用改良 Seldinger 技术，经皮右侧股动脉入路，置入 5F 血管鞘，送入 5F Robert 导管。在导丝引导下分别插入左右侧髂内动脉内，建立血管通道。

2. 子宫动脉造影诊断　经 0.035inch 的超滑导丝引入导管，采用成襻插管技术分别行双侧子宫动脉选择性插管造影，了解子宫动脉的分支、肌瘤的主要供血动脉特征、侧支循环及与卵巢的供血关系等。

3. 栓塞（图 3-11）　在造影证实导管尖端插入靶血管位置稳固后，即可进行栓塞治疗。在 X 线透视监视下缓慢注入超液化碘化油与明胶海绵颗粒组合成的脂悬剂（或 300 碘佛醇与 PVA 颗粒混悬剂），逐一阻断肌瘤的供血动脉及其分支，直至子宫动脉上升段血流缓慢，血流中断为止。再次造影证实子宫动脉供血动脉分支完全闭塞、瘤体染色消失。达到预期治疗效果后、拔管，穿刺点加压 10～15 分钟包扎。沙袋压迫 6 小时穿刺部位，穿刺肢体制动伸直平卧 24 小时。术后常规应用抗生素预防感染。

4. 注意事项 注射栓塞物时应遵循低压灌注的原则,碘化油用量依据肌瘤大小及血供情况而定（6～18ml），由于子宫肌瘤的血供非常丰富，且有双侧子宫动脉供血，若栓塞不彻底则易形成侧支循环，影响治疗效果。栓塞前注射 2ml 利多卡因稀释液可有效缓解术中疼痛和动脉痉挛。有文献报道栓塞前注入抗生素或用抗生素稀释栓塞剂，有助于预防术后感染发生。对于子宫肌瘤由卵巢动脉供血时，栓塞可能增加卵巢功能不全的危险，密切监控前向血流，以防反流造成误栓。

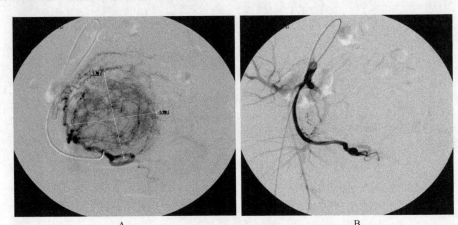

图 3-11 子宫肌瘤栓塞术前、术后 DSA 表现

A. 供血动脉粗细不均、扭曲成团；B. 栓塞后远端动脉闭塞

【并发症】

1. 栓塞后综合征，如下腹疼痛、恶心、呕吐、发热、阴道不规则出血或阴道分泌物增多和一般性不适。

2. 感染。

3. 误栓。

4. 其他，如穿刺处血肿、动静脉瘘、局部血栓形成等。

（蒋烈夫 范 勇）

第二节 经导管血管溶栓治疗术的临床应用

一、急性脑梗死动脉内接触性溶栓术

急性脑梗死动脉内接触性溶栓治疗，是将导管插入靶血管新近发生的血栓形成或脱落栓子内，灌注溶栓药物使栓子溶解，再通闭塞动脉，恢复其血流灌注，有效挽救缺血半暗带的神经细胞，降低致残率、致死率，是一种微创、作用直接、疗效显著的介入治疗方法。

【适应证】

1. 血栓形成或脱落栓子引起的急性动脉栓塞（包括颈内动脉系统发病在 4～6 小时、椎-基动脉系统在 12 小时内）、CT 或 MRI 检查无颅内出血或其他颅内疾病，无出血倾向。

2. 动脉内膜切除术后血栓形成或经手术难以清除的浮动血栓。

3. 介入术中意外造成的血栓形成。

【禁忌证】

1. 活动性颅内出血。

2. 凝血功能障碍。

3. 脑出血史的患者。

4. 多脏器功能衰竭。

【设备与器材】

1. 设备　DSA。

2. 器械　常规脑血管造影器材、5～6F 导引导管、微导丝和微导管、交换导丝、超滑导丝、抽吸导管、血管鞘等。药物：尿激酶、鱼精蛋白、r-tPA、肝素等。

【操作步骤】

1. 建立溶栓通道　操作过程在全麻、全身肝素化下进行，采用改良 Seldinger 技术，穿刺股动脉（或患侧颈内动脉）入路，建立血管通道。

2. 全脑造影诊断　了解靶血管部位、血栓形态、狭窄的程度、侧支循环和残存正向血流代偿状态，制定栓塞路径图。

3. 接触性溶栓（图 3-12）　在路径图引导下将微导丝穿过血栓，并抽动微导丝在血栓部位作往返移动，进行机械性碎栓后，微导管跟进，撤出微导丝，将尿激酶 50 万 U 溶于 50ml 生理盐水中，以 1ml/min 的速率由微压输液泵通过微导管注入。每 30 分钟作 1 次血管造影，不断观察溶栓情况及测凝血酶原时间。近端血栓溶解后可将导管尖端向前推进，继续灌注。一旦证实闭塞血管开通，结束溶栓治疗。对于不易药物溶解的血栓也可采用支架取栓进行血管疏通（图 3-13）。穿刺部位压迫止血 15～20 分钟后绷带加压包扎，穿刺测肢体制动，卧床休息 8 小时。术前、术后 24 小时常规头颅 CT 扫描以了解有无颅内出血。

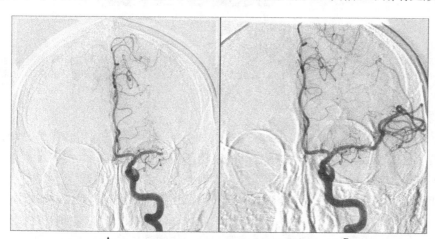

图 3-12　左侧大脑中动脉 M2 段完全闭塞溶栓术前、术后 DSA

A. DSA 示左侧大脑中动脉 M2 段完全闭塞；B. 溶栓后 DSA 显示左侧大脑中动脉恢复再通

4. 注意事项　溶栓过程中及术后须严密监测患者的生命体征及凝血指标，若患者出现病情恶化或者出现出血倾向则立即停止治疗，进行对症治疗。尿激酶一次使用最大剂量一般不超过 80 万 U 为宜。

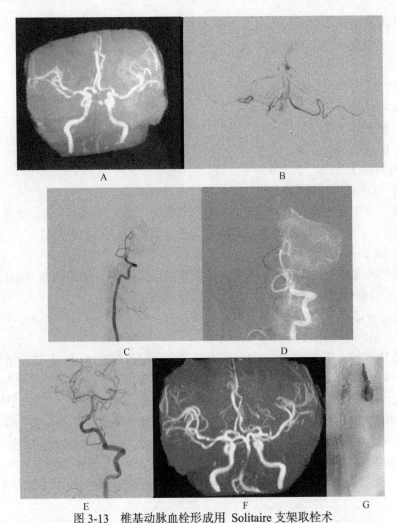

图 3-13　椎基动脉血栓形成用 Solitaire 支架取栓术

患者,男,29 岁,以"突发昏迷 3 小时"为主诉入院,术前 MRA（2015-11-05）提示椎基底动脉未显影（A）,DSA 显示椎基底动脉闭塞（B）。术中微导丝开通病变段,沿微导丝引入微导管进入基底动脉 DSA,见基底动脉大量血栓形成（基底动脉充盈缺损）,两侧大脑后动脉未显影（C）,用 EV3 公司 SolitaireAB 支架取栓 3 次（D）,即刻 DSA 显示血管通畅（E）,术后 4 天 MRA 后循环血管显示良好（F）取出血栓实物（G）

【并发症】

1. 出血　是最严重的并发症,发生率高达 20%～30%。在进行导管操作时动作应当轻柔,尽量避免损伤血管内膜。术中术后都应密切观察凝血酶原时间、血浆纤维蛋白酶以及患者基本生命体征等;出现出血应立即停止溶栓治疗,及时采取措施对应治疗。

2. 脑组织再灌注损伤　当脑组织缺血时,血脑屏障被破坏,当血供重新恢复后并不会明显改善神经功能障碍情况,在短时间之内反而极易导致脑水肿加重而使梗死面积扩大、加重病情,使预后不理想。严格控制时间窗是减少再灌注损伤的关键。

3. 误栓　多见于操作不当或栓子脱落随血流栓塞于远端血管。

4. 感染　多由于介入操作时消毒不严格或术中操作不严密导致,严重者可引起败血症。

6. 穿刺部位出血　多见于术后穿刺部位压迫止血时间过短,或患者术后没有严格制动等原因。

二、经导管肺动脉溶栓术

肺动脉栓塞（pulmonary thromboembolism，PTE）为血栓形成或栓子脱落阻塞肺动脉主干或分支（图 3-14）而引起的急性肺循环障碍的临床病理生理综合征，是一种常见的致命性血管疾病。经导管肺动脉溶栓术与传统的治疗方法（如全身抗凝溶栓治疗、手术清除血栓和血管搭桥术等）相比较，具有微创、作用直接、见效快，改善临床症状迅速、并发症发生率低、可重复性强等优点。

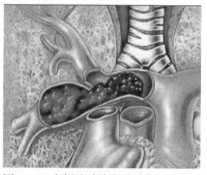

图 3-14　右侧肺动脉主干血栓，致血管闭塞示意图

【适应证】

1. 周围静脉栓子脱落引起肺动脉栓塞。

2. 血液呈高凝状态、血流黏滞或动脉粥样硬化病变引起的血栓形成，造成肺动脉栓塞。

3. 介入操作中出现的意外凝血引起的肺动脉栓塞。

【禁忌证】

1. 各种活动性出血。

2. 难以纠正的凝血功能障碍。

3. 难以控制的严重高血压。

4. 妊娠期、产后 10 天内和月经期。

【设备与器材】

1. 设备　DSA。

2. 器材　7～8F 血管鞘、6F 猪尾导管、导丝、7F 右心导引导管或 7F 抽吸导管、扩张球囊、对比剂、压力泵、尿激酶、r-tPA、肝素等。

【操作步骤】

1. 建立血管溶栓通道　采用 Seldinger 技术从右股静脉穿刺入路，置入血管鞘，建立血管通道。

2. 肺动脉造影诊断　经导丝引入猪尾巴导管插入肺动脉造影，确定肺栓塞的部位、程度、范围，测量主肺动脉压力等。

3. 机械性碎栓　将导丝头尽量插入血栓内或通过血栓，轻轻往返旋转、抽动导丝进行机械性碎栓。也可采用导丝与导管协同进行碎栓，达到疏通血管的目的。

4. 药物溶栓（图 3-15）　将猪尾巴侧孔段插入血栓内，以 4000U/min 的速率注入尿激酶（用 40ml 生理盐水稀释的尿激酶 40 万～50 万 U），随血栓近端溶解导管尖端要及时跟进，继续灌注，直至血栓溶解或大部溶解，回撤导管至血栓段血管上方，并以 1000～2000U/min 速率继续滴注 4～8 小时，直至造影证实靶血管灌注恢复正常、患者临床症状明显改善、肺动脉压降低作为手术终止的标准。如血栓合并动脉粥样硬化等器质性改变，应在溶栓之后采用球囊扩张术等措施，以消除形成血栓的潜在因素，巩固溶栓效果，防止栓塞复发。

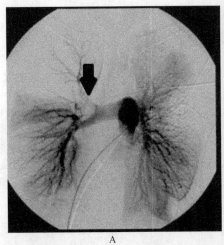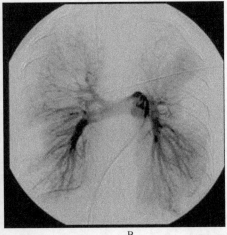

图 3-15　肺动脉栓塞溶栓术前、术后 DSA

A. 肺动脉右上支栓塞；B. 溶栓后栓塞动脉开通

5. 术后处理　术后股静脉加压包扎 2 小时，严密监测生命体征，常规抗凝治疗 1 周。前 24 小时每 4～6 小时进行 1 次血小板计数、凝血酶原定量、纤维蛋白溶酶原及凝血激活酶时间等生化检查，与术前检查结果比较，以便及时了解灌注药物后的不良反应，及时对症处理。术后 24 小时内行头颅 CT 检查，了解颅内有无出血。待病情稳定后行 CT 增强扫描，了解肺动脉开通情况，此后半年复查 1 次。

【并发症】

1. 颅内出血　为溶栓术术中及术后常见并发症，因此术中术后应密切观察凝血酶原时间，严重出血者立即停止溶栓治疗并给予 6-氨基乙酸等药物治疗。

2. 右心血栓　多见于溶栓导管滞留右心时间过长或导管带出肺动脉血栓进入右心室，因此术后肺动脉不宜保留导管溶栓。

3. 心律失常　导管溶栓时操作手法不当或治疗时间较长，导管机械性刺激心房心室可引起房性心动过速、室性早搏、短暂阵发性心动过速等心律失常的严重并发症。

4. 再栓塞　少部分患者术后复发，需再次溶栓治疗。

三、下肢动脉栓塞溶栓术

下肢动脉栓塞是由多种病因所引起的血栓形成和栓子脱落而导致的血管闭塞性疾病。传统的外科手术取栓风险高、创伤大。内科常采用小剂量的抗凝药物或溶栓药物静脉点滴方式来治疗，小剂量药物作用不明显，大剂量使用又容易并发出血，往往因药物剂量不易掌控，感到十分棘手，但近年来采用导管靶血管内灌注溶栓药物，创伤小、近期疗效显著等优点逐渐成为了治疗下肢动脉血栓栓塞性的疾病另一重要手段。

【适应证】

1. 各种原因引起的急性血栓形成（时间<10 天）或栓子脱落导致下肢动脉闭塞。

2. 行 PTA 及支架置放术后继续溶栓治疗。

【禁忌证】

1. 同常规血管造影。

2. 各种活动性出血。

【设备与器材】

1. 导向设备 DSA。

2. 器材 穿刺针、血管鞘、4F Cobra 导管、侧孔溶栓导管、6F 翻山鞘管、对比剂、尿激酶等。

3. 溶栓药物 尿激酶、组织纤维溶酶原活化剂、链激酶。

【操作步骤】

1. 建立血管溶栓通道 局麻下采用 Seldinger 技术，根据动脉闭塞的部位不同，选择最适宜的动脉入路。一般首选健侧股动脉入路，置入 6F 翻山鞘管于患侧髂、股动脉内，经导丝引入 4F Cobra 导管插入股动脉远端及腘动脉。如为股浅动脉、腘动脉及膝下动脉病变，可选择同侧肝动脉顺行穿刺。如为髂动脉病变、可选择左侧肱动脉穿刺。

2. 靶血管造影 确定栓塞的位置、范围和程度。

3. 溶栓药物 尿激酶应用剂量及方法，目前尚无统一标准。术中通常经导管团注尿激酶 10 万～20 万 U，术后在低分子肝素钙/钠抗凝基础上，经溶栓导管持续泵注尿激酶 2 万～4 万 U/h，常规检测结果调节尿激酶用量。一般维持 72 小时。t-PA 主要用于溶解局部纤维蛋白凝块，起效快、作用强，但不能长时间应用，总剂量为 50～100mg。

4. 溶栓(图 3-16) 选择 4F 多功能导管配合 0.035inch 超滑导丝或 0.014inch、0.018inch 导丝，以"捻钻法"前推进（切忌直接推送）边旋转导丝边跟进导管，抵达病变血栓近心端，经导管注入尿激酶溶栓，导管应尽量贯穿闭塞段以扩大溶栓药物与血栓的接触面积来提高溶栓效率。溶栓术中要密切监测凝血功能、控制纤维蛋白原＜1g/L，调整尿激酶用量。造影显示血栓全部溶解后，管腔恢复通畅，可拔出导管，穿刺部位采用弹力绷带加压包扎止血。若血栓部分溶解，继续灌注 24 小时效果不佳或血管本身存在狭窄，应更换其他血管再通措施，以免延误治疗。

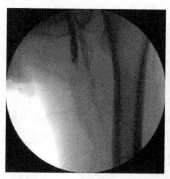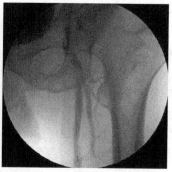

图 3-16 左侧股动脉溶栓术

A. 左侧股动脉闭塞溶栓前造影；B. 左侧股动脉溶栓术后，闭塞段开通

【并发症】

1. 内出血。

2. 血管再栓塞。

3. 异位栓塞。

4. 穿刺部位血肿。

5. 动静脉瘘。

（邬远志 李敬哲）

第三节 经皮血管腔成形术的临床应用

一、颈动脉血管内支架植入术

颈动脉血管内支架植入术，是采用介入方法将内支架植入狭窄或闭塞的颈动脉内，恢复血流通畅的一种技术。随着介入器材的发展和操作技术的进步，这一微创技术凭借并发症低、疗效显著而得到广泛应用。

【适应证】

1. 各种原因引起的颈动脉及其主要分支未超过半年的（<10mm）局限、短段闭塞，半年内狭窄程度增大超过15%。

2. 责任血管内径狭窄>50%伴明显的关联症状，如反复TIA发作等，非责任血管内径>70%。

3. 经皮血管腔球囊扩张成形术后再狭窄。

【禁忌证】

1. 超过6个月或>10mm完全性血管闭塞。

2. 责任血管近段血管严重迂曲，介入器材无法进入。

3. 广泛的靶血管末梢血管狭窄。

4. 大动脉炎活动期。

5. 不可纠正的凝血机制障碍。

6. 颈动脉病变段管壁广泛致密钙化。

【设备与器材】

1. 设备 DSA。

2. 器材 常规脑血管造影器材、6～8F导引导管，导丝，交换导丝（260cm），0.014inch微导丝、球囊扩张导管、自扩式血管内支架及支架输送装置、脑保护伞如Angio-guard XP，Spider等。

【操作步骤】

1. 建立血管通道 全身麻醉下采用Seldinger技术，经股动脉穿刺入路，建立血管通道。

2. 全脑血管造影诊断 引入猪尾巴导管依次完成主动脉弓、颈总动脉造影，了解颈动脉分叉部和靶血管的位置、测量狭窄管径宽度、长度。

3. 支架选择 根据狭窄两端正常血管的直径作为选择预扩张球囊和支架的依据，支架长度的选择以超出覆盖病变两端正常或者相对正常血管段0.5cm为宜。

4. 释放保护伞 在路图引导下，沿0.035inch导丝引入导管至颈总动脉远端，更换0.014inch导丝通过靶血管狭窄段，沿导丝输送脑保护伞越过狭窄段3～5cm并展开。造影观察保护伞展开情况、位置是否稳固。

5. 球囊预扩张 选用直径2～4mm的球囊对狭窄段进行预扩张，预扩张完成后，撤出球囊扩张导管。

6. 支架释放（图3-17） 沿导丝送入自扩式支架于狭窄段，定位准确无误后释放支架。为使支架充分展开嵌于斑块组织内并与血管壁贴附更紧密，以增加血管内腔的光滑度。可沿 0.014inch 导丝送入匹配的球囊扩张支架。再次造影了解支架位置、管腔通畅情况,有无夹层等并发症发生。通过远端保护伞回收装置,回收保护伞。撤出支架输送装置、鞘管。穿刺部位压迫 30 分钟后加压包扎。

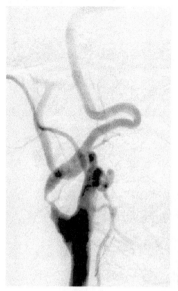 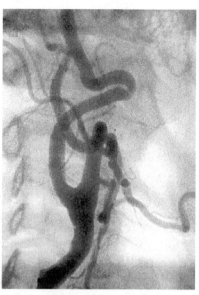

A   B

图 3-17　颈内动脉狭窄支架植入术前、术后 DSA

A. 颈内动脉起始部重度狭窄;B. 自扩式支架释放后狭窄消失

7. 围术期或术后的药物治疗　围术期和术后的药物应用对保证手术成功和预防并发症的发生有着重要的作用。术前应给予足够的抗凝治疗,合理控制血压;术中全身肝素化,并预先准备阿托品及多巴胺,以应对因颈动脉压力感受器受到刺激而引起的迷走神经反射(窦反射)。术后为降低再狭窄的发生率,应行系统性的抗凝治疗,阿司匹林 100mg/d,连续服用 6~12 个月,氯吡格雷 75mg/d,连续服用 3~6 个月。

【并发症】

1. 血管破裂　多因支架选择直径过大,操作过程不当造成。

2. 过度灌注综合征　动脉狭窄解除后,瞬间颅内血流量显著增加而导致的脑水肿。

3. 心动过缓和低血压　主要为颈动脉压力感受器受到刺激而引起的迷走神经反射(窦反射),一旦发生迷走反射应立即给予阿托品、多巴胺药物等。

4. 其他并发症　穿刺部位血肿、导丝导管断裂等。

二、经颈静脉肝内门腔静脉分流术

经颈静脉肝内门腔静脉分流术(transjugular intrahepatic portal-systemic shunt,TIPS)(图 3-18)是采用介入器材,经颈静脉、上腔静脉、右心房、下腔静脉插管路径至肝静脉,并在 DSA 监视下由肝静脉穿刺进入肝内门静脉内,建立肝静脉与门静脉之间的人工分流通道(支架植入),将门静脉的血流直接分流至下腔静脉,从而缓解门静脉高压,达到治疗和预防胃食管静脉曲张破裂出血和顽固性腹水等门静脉高压并发症的一种介入治疗方法。

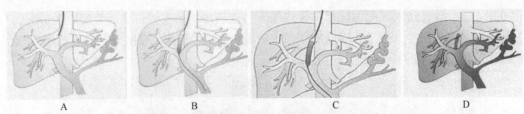

图 3-18　经颈静脉肝内门腔静脉分流术示意图

A. 右颈内静脉穿刺进入肝静脉；B. 穿刺针经肝实质刺入门静脉右干近端，经导丝引入球囊导管，扩张建立门-腔静脉通道；
C. 沿导丝送入支架；D. 释放内支架

【适应证】

1. 肝硬化门静脉高压症引起的上消化道出血，经内科保守治疗无效且拒绝手术治疗者。

2. 门静脉高压所致的顽固性腹水。

3. 外科治疗术后效果不佳或复发者。

4. 患者虽经内科保守治疗，但全身情况较差难以接受外科手术者。

5. 肝移植手术前防止食管胃底静脉曲张破裂的预防性治疗。

【禁忌证】

1. 难以纠正的凝血功能障碍。

2. 感染伴肝内多发病变，如转移瘤、多囊肝等。

3. 多脏器功能衰竭。

4. 门静脉狭窄或闭塞性病变。

【设备与器材】

1. 设备　DSA。

2. 器材　RUPS-100 包括：内径 10F、长 41cm 血管管鞘和与之匹配的扩张器；直径 10F 尖端渐细的聚四氟乙烯导管和与之匹配的直径 14G、长 51.5cm 的金属导向套管，两者前段呈 30° 预成形；直径 5F 的聚四氟乙烯导管和与之匹配的直径 0.038inch、长 62.5cm 的前部柔软的金属穿刺针。球囊导管（球囊直径 8～12mm、长 40～60mm、导管外径 5～7F。自扩式覆膜支架（直径 8～10mm、长度 60～80mm）相应支架推送装置及 Angiomed 穿刺系统。

【操作步骤】

1. 建立血管通道　术前仔细分析影像学资料，充分了解门静脉与肝静脉解剖位置关系及侧支循环等情况。局麻下采用 Seldinger 技术，经右侧颈内静脉穿刺入路后，沿导丝引入专用导管鞘至下腔静脉-肝静脉开口处，建立血管通道。

2. 选择性肝静脉造影　导管插入肝静脉进行选择性造影，了解肝静脉与肝内门静脉分支立体空间关系，确定建立人工通道最佳的穿刺路径。

3. 穿刺肝内门静脉　在路径图引导下，撤出多侧孔造影导管，按预设肝内门静脉穿刺点，在超硬导丝引导下送入 TIPS 穿刺针，调整穿刺针尖指向刺入门静脉（门静脉左干或右干），经造影证实穿刺成功后，将超硬导丝送入门静脉主干，并将 5F 穿刺针外套管沿导丝引入其内，再置换多侧孔的猪尾巴导管行门静脉造影及测门静脉压。

4. 肝分流通道球囊预扩张（图 3-19）　经猪尾巴造影导管引入超硬导丝至肠系膜上静脉或脾静脉，撤出造影导管，沿丝送入球囊扩张导管（选择直径 6～8mm 球囊），充分扩张分流通道。再次引入造影导管至门静脉、肝静脉同时进行造影和测压。测量肝静脉-

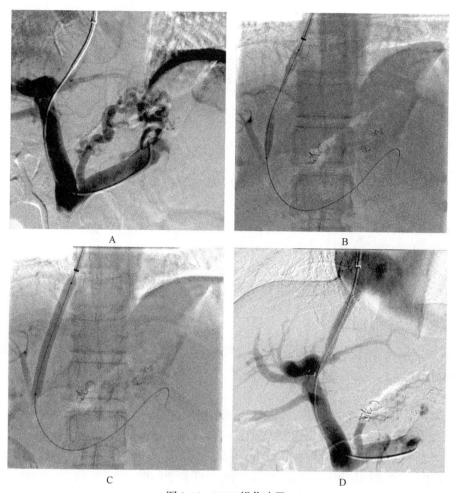

图 3-19 TIPS 操作步骤

A. 经颈静脉、上腔静脉、肝静脉路径穿刺右侧门静脉造影；B. 沿导丝引入球囊导管；C. 充盈球囊扩张分流通道；D. 支架植入后造影显示肝静脉-门静脉分流通道通畅

下腔静脉交汇处至门静脉穿刺入口的长度，选择合适的支架（一般采用直径 8～10mm，长度 60～80mm 的自扩式金属覆膜支架）。

5. 释放内支架 分流通道开通后，沿导丝置入支架输送装置至分流通道，确认位置无误后释放支架。支架释放成功后，撤出支架输送装置，再次引入多侧孔猪尾巴导管行门静脉造影和门-腔静脉压力梯度测压，了解支架的位置、展开及通畅情况，可根据前后压力差对支架直径再做适当的调整，避免支架近端不会与肝静脉成角。术毕，撤出导管，穿刺口局部加压止血包扎。

6. 术后处理 术后卧床 12～24 小时，严密观察穿刺点及生命体征。常规行抗凝治疗，保肝、限制蛋白质摄入，预防分流道血栓形成及肝性脑病。术后分别于 1、3、6、12 个月复查肝、肾功能，并行彩色多普勒超声检查门静脉及分流道血流情况。

【并发症】

1. 心脏压塞。

2. 腹腔内出血。

3. 肝性脑病。

4. 血肿、感染、气胸等。

三、肾动脉支架植入术

肾动脉支架植入术（percutaneous transluminal renal arterial stunting，PTAS）是采用内支架植入技术再通各种原因引起的肾动脉狭窄或闭塞性性病变，是目前治疗肾动脉起始部狭窄的首选方法。

【适应证】

1. 可开通的肾动脉狭窄＞50%的患者。

2. 肾动脉夹层。

3. 诊断明确的肾动脉性高血压病。

【禁忌证】

1. 常规血管造影的禁忌证。

2. 无法充分扩张的肾动脉狭窄。

3. 肾功能丧失。

4. 肾动脉分支处狭窄，长度＞2cm 应谨慎施行支架植入术。

【设备与器材】

1. **设备** DSA。

2. **器材** 常规血管造影器材，7～9F 肾动脉导引导管、0.014inch 或 0.018inch 软头治疗导丝、球囊导管（直径 4～6mm、长度 20～40mm）、Palnmaz 支架及支架输送装置、压力泵、动脉压测定装置等。

3. **药物** 尿激酶 20 万 U、利多卡因 40mg、肝素 5000U。

【操作步骤】

1. **建立血管通道** 采用 Seldinger 技术，穿刺右股动脉插管至腹主动脉-肾动脉开口，建立血管通道。

2. **腹主动脉-肾动脉造影（图 3-20A）** 了解肾动脉狭窄的部位、性质、程度和血液动力学的改变，测量狭窄段的临近正常血管的直径和动脉压差，选择治疗方案。

3. **球囊预扩张** 选择球囊的直径应大于邻近正常动脉直径 1～2mm，采用 0.014inch（或 0.018inch）导丝穿过靶血管段，沿导丝引入 7F 肾动脉导引导管或长鞘导管输送预扩张球囊至狭窄段，扩开狭窄段（图 3-20B）。

4. **支架的选择** 支架直径应尽可能与狭窄两端正常肾动脉直径相同，长度原则上应略长于狭窄段 1～2mm。对于肾动脉开口部病变肾动脉支架内侧应进入主动脉腔内 1～2mm 为宜。

5. **释放支架** 预扩张成功后，撤出球囊导管，沿导丝送入支架输送装置，定位准确后、释放支架。撤出支架输送装置，再次造影证实开通效果，效果满意后，撤出导丝和导引导管（图 3-20C），术毕穿刺点加压包扎。

6. **注意事项** 抗凝剂抗血小板治疗，术中给予 3000～5000U 肝素，术后仍需肝素化，常使用低分子肝素 24～72 小时。之后阿司匹林（100mg/d）和氯吡格雷（75mg/d）持续口服，至少服用 3～6 个月。

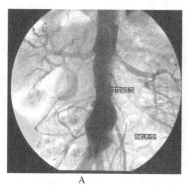
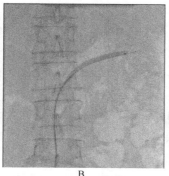
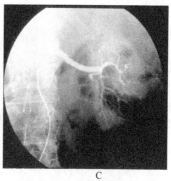

A   B   C

图 3-20 　左肾动脉起始部重度狭窄支架植入术前术后 DSA

A. 腹主动脉造影显示左肾起始部重度狭窄；B. 左肾动脉狭窄区球囊预扩张；C. 支架植入后造影显示左肾动脉狭窄消失

【并发症】

1. 肾动脉破裂出血。

2. 急性肾动脉血栓。

3. 动脉内膜撕裂。

4. 腹膜后血肿。

【思考题】

1. 简述肾动脉支架植入术操作步骤。

2. 简述经颈静脉肝内门腔静脉分流术适应证。

（徐明洲）

第四节　非血管管腔成形术的临床应用

一、气管支架植入术

气管及支气管狭窄是一种常见的呼吸道急症，严重威胁患者生命安全，可由多种病因引起，如肿瘤、炎症、外伤、手术及放疗等。传统的药物治疗难以奏效，外科手术创伤大、并发症多。气管内支架植入是一种微创、作用直接、重建气道通畅的姑息性治疗手段并为后续治疗创造了条件。

【适应证】

1. 各种原因造成的中央气道器质性狭窄的管腔重建。

2. 气管、支气管瘘口或裂口的封堵。

3. 气管、支气管软化症软骨薄弱处的支撑。

【禁忌证】

1. 严重凝血功能障碍者。

2. 婴幼儿气道狭窄不易首选支架植入术。

3. 高位气管狭窄（狭窄距声门 5cm 内）。

4. 具有手术指征的良性狭窄。

【设备与器材】

1. 设备 　DSA。

2. 器材 纤维支气管镜、喉镜、气管插管器械、导丝、导管、自扩式 Z 形或网状支架及支架输送装置。辅助器械：负压吸引装置、氧气设备、气管切开器械及抢救药物。

【操作步骤】

1. 术前常规准备 仔细分析影像学资料（X 线片、CT 气管三维重建图像等），了解狭窄的部位、程度和范围、长度并分析病变性质、评估支架植入的必要性和安全性。患者仰卧或侧卧在 DSA 机床上，鼻导管吸氧并放置心电监护设备，利多卡因喷雾行咽部局部麻醉和环甲膜穿刺麻醉，必要时可行全麻。

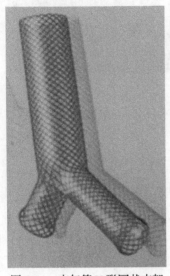

图 3-21 支气管 Y 形网状支架

2. 体表定位 经开口器引入 0.035inch 亲水膜导丝，沿导丝送至气管，撤出导丝引入导管，经导管气管造影，测量狭窄的长度，并在对应体表放置金属标记狭窄的上缘与下缘。

3. 支架选择 根据病变的直径、长度选择相适应形状、长度、直径的支架。气管狭窄一般选择直管形支架；单侧支气管狭窄选择 L 形支架；对于隆凸的附近的狭窄，可放置 Y 形一体化支架（图 3-21）。支架长度要越过狭窄段上、下段各 10mm 以上为宜，支架的直径应是气管的 1.2 倍。一般支架直径大于正常气管内径 10%～20%，长度大于病变段 10～20mm 为宜。

4. 支架释放术 在透视监控下沿导丝将携有支架的推送器送至病变狭窄段支气管腔内，调整推送器至最佳位置后，将推送器的内套管位置固定，缓慢后撤外套管将支架释放。待支架完全释放后，撤出推送器。支架释放后摄正位、左前斜位胸片，为随访及后续治疗参考用（图 3-22）。

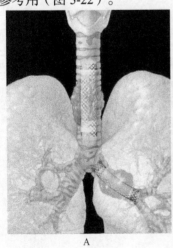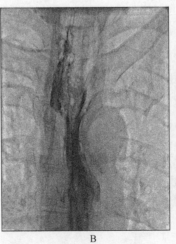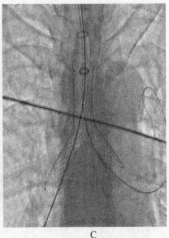

A   B   C

图 3-22 食管气管瘘支架植入术

A. 气管支架植入术示意图；B. 对比剂经瘘道充盈气管；C.Y 形气管支架植入后

5. 注意事项 气道的有效麻醉、支架的精准选择、术者操作技术的娴熟等诸多因素都与支架的顺利释放密切相关。

【并发症】

1. 支架移位。

2. 再狭窄、支架损坏。

3. 出血、感染、咳嗽。

4. 胸骨后疼痛、异物感。

二、食管支架植入术

食管支架植入术是采用内支架植入、球囊扩张辅助的方法再通各种原因所致的食管狭窄的一种姑息性介入治疗技术。

【适应证】

1. 各种原因导致食管良恶性狭窄，无手术适应证和拒绝手术治疗者。

2. 食管-气管瘘或食管-纵隔瘘。

3. 球囊扩张术后再狭窄。

【禁忌证】

1. 适应手术治疗的食管狭窄。

2. 凝血功能障碍。

3. 高位食管狭窄（食管入口 2cm 以内）的患者。

4. 患有严重心、肺疾病。

【设备与器材】

1. 设备　DSA。

2. 器材　5～6F 单弯导管、超滑导丝、超长交换导丝、球囊导管、自扩式金属内支架（直径 18～25mm）（图 3-23）和支架输送系统等。

【操作步骤】

1. 术前准备　详细分析食管X线造影片（图 3-24A），观察病变的部位、性质、狭窄长度和程度，评估支架植入可行性。

2. 食管插管　患者取仰卧位或侧卧位，头后仰。咽喉部喷雾麻醉，放置开口器。将单弯导管配合导丝迅速越过会厌进入食管，透视监视下缓慢通过狭窄段。

3. 球囊预扩张　经导丝引入球囊导管送至狭窄段，确认球囊两端的金属标记覆盖在狭窄段，在透视监视下注入稀释对比剂充盈球囊 1～3 分钟，间隔 2～

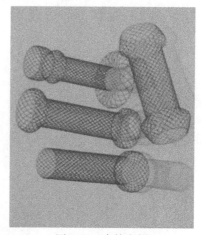

图 3-23　食管支架

3 分钟，持续加压直至球囊缩窄痕迹变浅或消失为止（图 3-24 B、C）。扩张结束后，回抽净球囊内对比剂，缓慢撤出球囊导管。预扩张球囊直径应比植入支架直径小 2～3mm。

4. 支架植入　预扩张成功后，用 10ml 的注射器抽瘪球囊内的对比剂，然后撤出球囊导管（图 3-24D）。沿交换导丝送入支架输送系统，确认位置无误后，释放支架。若支架扩展不充分，可采用球囊进行再扩张，使其紧贴食管壁。术毕退出交换导丝，再次造影了解支架的位置及通畅情况。如采用单喇叭口型的支架，两端应超越狭窄段 1～2cm 为宜。食管狭窄伴有气管狭窄应先置放气管支架随后再放置食管支架（图 3-25），以防呼吸困难和窒息。

【并发症】

1. 支架植入综合征。
2. 食管穿孔。
3. 食管出血。
4. 支架位置不当。

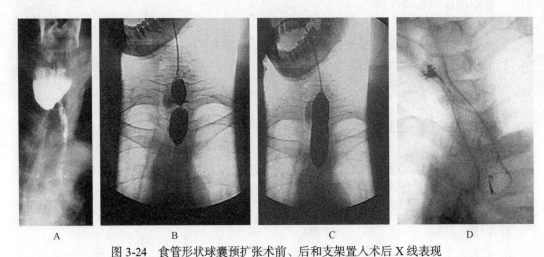

图 3-24　食管形状球囊预扩张术前、后和支架置入术后 X 线表现

A. 球囊扩张前钡餐造影显示食管上段重度狭窄；B. 球囊被狭窄段食管约束，呈向心性缩窄；C. 经球囊扩张缩窄环消失；D. 支架置入术后

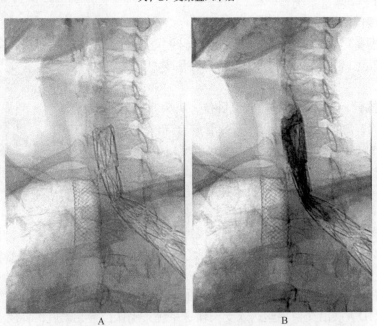

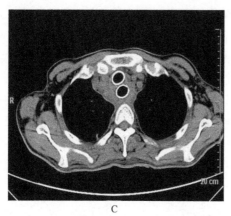

C

图 3-25 食管、气管同时植入支架

A. 置入食管、气管支架后扩张良好；B. 食管造影显示无对比剂外漏；C.CT 显示食管、气管支架位置稳固

三、经皮经肝胆道内支架植入术

经皮经肝胆道内支架植入术（expandable metallic biliary endoprosthesis，EMBE）（图 3-26）是在经皮经肝胆道引流术（percutaneous transhepatic cholangiography and drainage，PTCD）和胆道球囊扩张成形术的基础上，将自扩式金属内支架植入狭窄的胆道、恢复胆汁的内引流和正常的胆盐肠肝循环的一种姑息性治疗方法。

【适应证】

1. 各种原因导致胆道狭窄或闭塞，无手术适应证和拒绝手术治疗者。

2. 胆管结石术前行胆管减压，为手术创造条件。

3. 经胆道球囊扩张成形术后效果不佳者。

【禁忌证】

1. 难以纠正的凝血功能障碍者。

2. 多发肝内胆管狭窄。

3. 弥散性胆管内肿瘤。

4. 大量腹水。

【设备与器材】

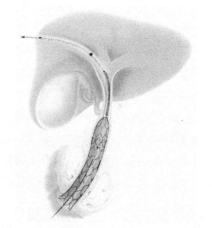

图 3-26 经皮胆总管内支架植入术示意图

1. **设备** DSA 或超声。

2. **器材** NPAS 穿刺系统（20 号穿刺针、微导丝、扩张套管和外固定盘）、超硬超滑导丝、单弯导管、不同直径的自扩式金属内支架（肝内胆管为 6～8mm、肝外胆管为 10～12mm、肝管为 8～10mm）、球囊导管（直径 8～10mm）等。

【操作步骤】

1. **选择穿刺路径** 穿刺点和路径要根据病变位置而定，如右侧肝内胆管或全部胆管扩张，可采用右侧腋中线或腋前线 7～9 肋间隙穿刺入路。若为左侧胆管扩张则采用剑突下穿刺入路。

2. **经皮经肝胆道造影** 患者仰卧位，局部消毒、铺巾，穿刺点局麻醉，深度应达肝包膜。在透视（或超声）引导下，穿刺点用刀尖挑开皮肤 3～4mm 小口，嘱患者呼气屏气或在平静呼吸状态下，向胸 $_{11～12}$ 椎体方向水平刺入脊柱旁 2～3cm 停针，（剑突下入路时针尖指向肝门，刺入 8～10cm）。拔出穿刺芯，接盛有对比剂的注射器，一边缓慢退针，一边轻轻推注对比剂，当对比剂进入胆管内时，即可见胆管显影，胆道穿刺成功后，经穿刺针插入微导丝，撤出穿刺针，沿微导丝引入扩张导管至狭窄段，行多次扩张，然后撤出扩张导管，插入导丝通过狭窄胆道并进入十二指肠，单弯导管跟进，撤出导丝再次行胆道造影，了解狭窄的部位、范围、程度及性质，为下一步治疗方式选择提供诊断依据。对于单纯作导管外引流姑息性治疗的病变，可采用置入多侧孔导管行外引流术（图 3-27）。

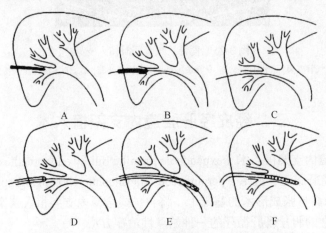

图 3-27　经皮经肝穿刺胆道外引流术示意图

A. 穿刺针进入外周胆管；B. 引入导丝；C. 拔出穿刺针，导丝留在导管内；D. 沿导丝插入扩张导管；E. 撤出扩张导管，插入引流导管；F. 撤出导丝，外引流通道建立

3. 球囊导管扩张　沿微导丝引入球囊导管至胆管狭窄段反复扩张，直至球囊压迹完全消失为止。

4. 内支架植入术　球囊扩张成功后，撤出球囊导管，保留导丝原位，沿导丝送入支架释放器至狭窄段，在透视监视下，确认位置无误后，缓慢释放支架（支架两端以超越狭窄段两端 10mm 以上），并撤出支架释放器，放置外引流管 1 周，观察狭窄段通畅情况（图 3-28）。若支架未完全扩开，一般在 2～3 天内会自行展开，不必再行球囊扩张。

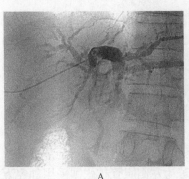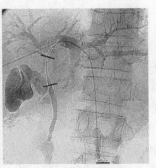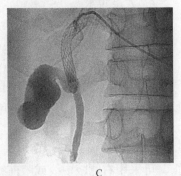

图 3-28　肝总管狭窄支架植入术前、术后造影

A. 造影示肝总管狭窄；B. 引入导丝通过胆道狭窄段；C. 经支架输送装置植入胆道支架后，狭窄消失

5. 注意事项　经皮经肝胆管穿刺时应避免误刺入肝外胆管、胆囊导致并发症的发生；第一次穿刺失败、需进行再次穿刺时，穿刺针不要退出肝脏，以免过多损伤肝包膜。术后密切观察患者的生命体征，内外引流导管的通畅性、引流物的色泽、胆汁量，发现异常及时对症处理。

【并发症】

1. 胆道出血。

2. 感染。

3. 支架脱落。

4. 胆管瘘。

5. 再狭窄。

四、输卵管疏通术

输卵管黏液阻塞和膜性粘连等非器质性病变，是导致输卵管阻塞引起不孕症常见病因之一。传统采用子宫输卵管碘油造影检查方法，借助液体的对子宫腔的冲胀压力，来间接疏通阻塞的输卵管，仅靠术者推注的感觉和注入液的量的多少粗略估计，难以确认输卵管开通与否，且假阳性率高达 30%～40%。20 世纪 80 年代末，采用用选择性输卵管造影（selection salpingography，SSG）配合输卵管再通术（fallopian tube recanalization，FTR）的方法来直接疏通的阻塞的输卵管，取得较为满意的临床疗效。

【适应证】

1. 子宫、输卵管造影诊断。

2. 单侧或双侧输卵管间质部、峡部及壶部近端非结核性炎性粘连或发育异常，引起阻塞。

【禁忌证】

1. 子宫间质部、壶腹部远端和伞部阻塞者不宜行导丝再通术

2. 输卵管瘢痕性狭窄

3. 输卵管急性炎症及盆腔炎。

4. 月经期。

5. 产后、流产、剖宫术后 6 周内。

【设备与器材】

1. 设备　DSA。

2. 器材　真空同轴导管装置：由真空吸杯；9F、5.5F 和 3F 组成的三种同轴导管（长度分别为 32cm、50cm、65cm）；三根同轴导丝（J 形、尖头、软头）：长 90cm，导丝直径分别为 0.015inch、0.032inch。

【操作步骤】

1. 置入真空杯　患者仰卧在透视床上，取膀胱截石位，外阴及宫颈常规消毒、铺巾。窥阴器暴露宫颈外口，将真空装置的中心管锥形头插入宫颈外口内，用注射器抽吸真空帽至负压封闭宫颈外口。

2. 选择性输卵管造影　经真空吸杯送入 9F 导管至宫颈内 1～2cm 处，引入 5.5F 造影导管至输卵管开口处注入对比剂，行输卵管选择性造影，并可利用液体静压力直接作用使

黏液栓子、细胞碎屑和其他分泌物被挤出和冲出输卵管而起到疏通作用。

3. 输卵管再通术（图 3-29）   经上述方法输卵管仍未复通，可采用经导丝和微导管的机械性扩充作用对输卵管的粘连狭窄区进行松解、分离、扩张。采用 0.015inch 软头导丝和 3F 导管超选择性插入输卵管开口，撤出导丝，经导管缓慢推注 2% 的利多卡因 2ml，以减轻疼痛、防止输卵管痉挛。重新插入微导丝，不断旋转导丝、轻柔前行，直至导丝越过阻塞段进入壶腹部后，再经导丝引入 3F 导管通过阻塞段，撤出导丝经导管注入 2～3ml 对比剂进行选择性输卵管造影，观察输卵管通畅度、形态及对比剂盆腔内弥散情况。疏通成功后见对比剂均匀弥散于盆腔内，疏通结束，可经微导管直接注入抗炎、防粘连类药物，以巩固治疗效果。术后可继续使用抗生素 3 天至 1 周。

【并发症】

1. 输卵管穿孔。

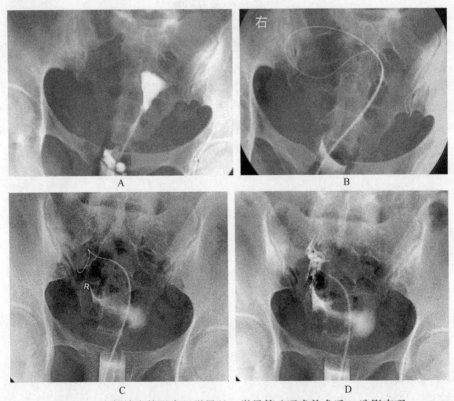

图 3-29   右侧输卵管阻塞经微导丝、微导管疏通术前术后 X 造影表现

A. 双侧输卵管间质部不显影；B. 微导丝、微导管进入子宫腔；C. 微导丝通过右侧输卵管狭窄段进行机械性疏通；D. 右侧输卵管疏通后，显示对比剂弥散于腹腔内

2. 腹痛、出血。

3. 静脉逆流和肌壁、淋巴逆流显影。

4. 宫腔及盆腔感染。

【思考题】

1. 简述颅内动脉瘤栓塞的操作步骤。

2. 简述脑动静脉畸形栓塞术适应证。

3. 简述大咯血栓塞的适应证及禁忌证。

4. 简述脾动脉栓塞操作步骤。

5. 简述气管支架植入术的适应证。

6. 简述颈动脉支架植入术。

7. 简述经颈静脉肝内门腔静脉分流术。

8. 简述肾动脉支架植入术。

9. 简述食管支架植入术的适应证。

10. 简述经皮经肝胆道内支架植入术适应证。

11. 简述子宫肌瘤动脉栓塞术的操作步骤。

12. 简述子宫输卵管阻塞疏通术操作步骤。

（杨贤增）

第五节　心血管疾病的介入治疗

心血管介入术，又称为介入心脏学（interventional cardiology）。包括冠状动脉支架植入、风湿性心脏瓣膜成形术、先天性心脏病的介入治疗和心率失常等的治疗。本节主要介绍临床常用的方法。

一、冠状动脉内支架植入术

经皮冠状动脉介入治疗（percutaneous coronary intervention，PCI）包括冠状动脉溶栓术、球囊扩张成形术及支架植入术等。自 1978 年 Andreas Grüntzig 实施第一例经皮冠状动脉腔内成形术（percutaneous transluminal coronary angioplasty，PTCA）以来，目前已经成为临床上最常用的治疗方法之一。支架植入能使冠状动脉血流迅速恢复，恢复心肌收缩功能，是介入心脏病学的一个重要进展。

【适应证】

1. 血运重建可以改善左主干病变直径狭窄＞50%患者的预后。

2. 局限性血管狭窄、狭窄程度≥70%伴心绞痛且优化药物治疗无效者。

3. PTCA 及外科旁路术后再狭窄者。

【禁忌证】

1. 严重心、肝、肾功能不全者。

2. 弥散性冠状动脉狭窄。

3. 感染性疾病活动期。

4. 凝血功能键障碍。

5. 妊娠。

【设备与器材】

1. 设备　DSA。

2. 器材　Wallstent 自扩支架、球囊扩张支架（Palmaz-Schatz 支架、Gianturco-Roubin 支架，Wiktor 支架，Bestent 支架等支架依据病变选择）（图 3-30）、肝素（100 U/kg 体重）。

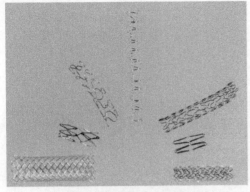

图 3-30 冠状动脉内支架的种类

常见的冠状动脉支架,按顺时针方向分别为 Wallstent 支架,
Palmaz-Schatz 支架,Wiktor 支架,Gianturco-Roubin 支架,
Cordis 支架,AVE 支架和 multilink 支架

4. 重复冠脉造影 了解支架植入效果。

【操作步骤】

1. 选择性冠状动脉造影 对靶血管进行选择性或超选择性冠状动脉造影,准确评价狭窄程度及受累分支情况。

2. 球囊预扩张 全身肝素化(100 U/kg体重),用 1.5～2.5mm 球囊对狭窄段血管进行预扩张,然后退出球囊,确保导丝留在冠脉内,再沿导丝插入带支架的球囊导管,并将其送至病变处,准确定位。

3. 支架释放(图 3-31) 将到位的支架以10～12 个大气压充盈球囊,迅速打开支架,加压时间 6～10 秒,球囊减压后撤出支架植入前及后冠脉内注入硝酸甘油 200µg,以减少冠脉痉挛。

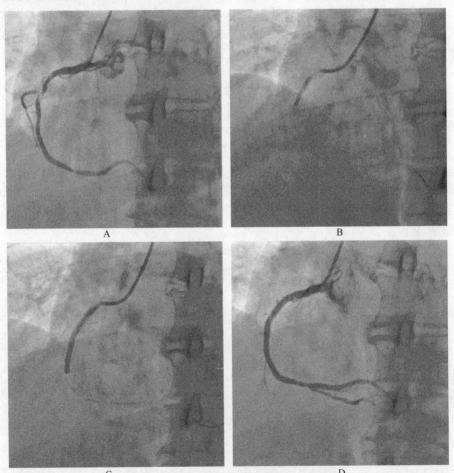

图 3-31 右冠状动脉成形术及支架放置术

A. 选择性右冠状动脉造影提示右冠状动脉第一转折以远局限性重度狭窄;B. 选择合适的球囊,进行预扩张;C. 进行支架植入;D. 重复造影

5. 术后处理

（1）阿司匹林：300mg/d，15～30 天后可减量至 100～150mg 长期服用。

（2）抵克力得：250mg，2 次/天，1～1.5 个月。

（3）肝素：普通肝素 750～1000U/h，使 APTT 为对照的 1.5～2.5 倍，连用 48 小时。

（4）冠心病的常规治疗继续。

（5）心电监护及血压监测。

（6）术后 3～4 小时拔管，局部加压包扎。

【并发症】

1. 急性及亚急性血栓形成。

2. 穿刺部位血肿。

3. 支架脱落。

4. 支架边缘夹层形成。

5. 冠脉穿孔。

二、先天性心脏病房间隔缺损封堵术

房间隔缺损（继发性缺损，简称 ASD）是最常见的先天性心脏病之一，传统的治疗方法是手术修补。1976 年 King 等首次采用经股静脉穿刺的方法，将双盘补片经导管送入心房，补贴固定在房间隔缺损处，阻断房水平左向右分流，恢复正常血液循环途径，成功进行了先天性心脏病房间隔缺损封堵术（transcatheter closure of atrial septal defect）（图 3-32）。20 世纪 80 年代后期以来，随着封堵伞的不断改进，介入技术的提高，尤其是在飞速发展的二维及三维经食管超声心动图技术的引导下，此技术已日臻成熟。

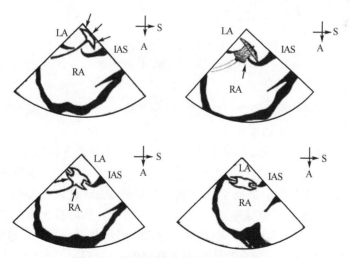

图 3-32　房间隔封堵术超声导向示意图

将加硬导丝远端置入左上肺静脉后，再将输送鞘管送至左心房内，沿输送鞘管将封堵器左房面释放后，回撤至缺损处，轻拉鞘管有阻力时释放右心房面伞盘。经超声复核后封堵器位置，观察封堵效果。

【适应证】

1. 年龄≥3 岁，体重>8kg。

2. 直径≥5mm，伴右心容量负荷增加，≤36mm 的继发孔型（Ⅱ孔型），左向右分流的 ASD。

3. 缺损边缘至冠状静脉窦、上、下腔静脉及肺静脉开口距离≥5mm，至房室瓣距离≥7mm。

4. 房间隔的直径大于所选用封堵器左房侧盘的直径。

5. 无合并必须外科手术的其他心脏畸形。

6. 外科术后的房间隔残余分流。

【禁忌证】

1. 原发孔型 ASD 及静脉窦型 ASD。

2. 合并心内膜炎及出血性疾病患者。

3. 封堵器安置路径途中存在血栓形成。

4. 严重肺动脉高压导致右向左分流者。

5. 伴有其他严重心肌疾患或心脏瓣膜病者。

【设备与器材】

1. 设备 DSA。

2. 器材 左右心导管、心血管造影所需器材、Amplatzer 房间隔圆盘泡沫塑料封堵器及传送装置（图 3-33）。圆盘泡沫塑料封堵器直径有三种型号，分别为 25mm、30mm、35mm，一般选用圆盘直径为 ASD 的两倍者为宜。

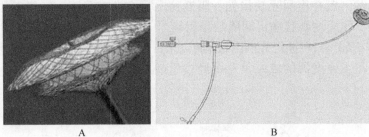

A   B

图 3-33 房间隔缺损封堵器及传送装置

A. 圆盘泡沫塑料封堵器；B. 传送装置

【操作步骤】

1. 术前检查 根据超声心动图、胸部 X 线片以及心电图等所见基本确认 ASD 诊断对 ASD 的部位、形态、大小做初步估计。

2. 建立血管通道 在全麻或局麻下采用 Seldinger 技术经皮股静脉穿刺，作全面的右心导管检查，包括压力及血氧饱和度检测及左心房造影，了解 ASD 的位置、大小。

3. 释放封堵器 经右侧股静脉引入球囊导管穿越 ASD 进入左心房，注入稀释造影剂充盈球囊并缓慢后撤导管使球囊嵌入 ASD 左心房侧，然后抽出少量的对比剂是球囊变小至恰好通过 ASD 回至右心房，测量球囊内对比剂量并以此再次充盈球囊，用测量板测量轻度变形时的球囊直径，综合判断后确定最后的伸展直径。选择直径大于 ASD 伸展直径 1~2mm 的 Amplatzer 房间隔缺损封堵器，肝素化（肝素 100U/kg）后，经股静脉途径在长输送鞘内推送，在双相透视或超声引导下，确定此传送系统顶端位于右心房的中心后，先在左房内释放圆盘补片，回撤系统使圆盘补片紧贴 ASD 并将其覆盖，然后可操纵旋转柄释放右盘。一旦确认位置正确，封堵器位置固定不变，撤出传送系统。术毕重复右心导管造影检查（图 3-34），了解封堵效果。穿刺部位压迎、止血、包扎。

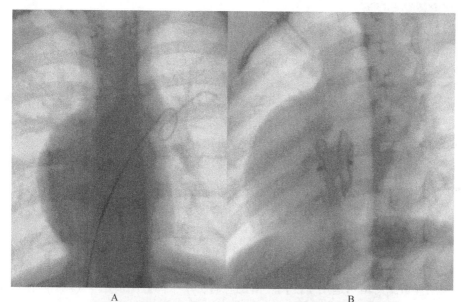

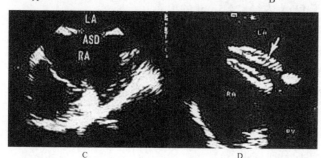

图 3-34　房间隔缺损封堵术前、术后 DSA 左前斜位、超声剑下双房切面图

A. 术前 DSA 图；B. 封堵术后 DSA 图；C. 术前超声；D. 封堵术后超声图

【术后处理】

1. 穿刺肢体制动 8 小时，卧床 20 小时，局部沙袋压迫 6 小时。

2. 术后肝素抗凝 24 小时。

3. 口服肠溶阿司匹林 4~6mg/（kg·d），4~6 个月；封堵器直径≥30mm 患者可酌情加服氯吡格雷 75mg/d（成人）。

4. 应用抗生素 3 天。

5. 术后 24 小时及 1、3、6、12 个月复查经胸超声心动图、心电图及 X 线胸片。

6. 术后 3 个月内避免剧烈的体育活动和强体力劳动

【并发症】

1. 冠状动脉栓塞、脑栓塞、脑出血。

2. 股动静脉瘘。

3. 封堵器脱落。

4. 心脏压塞。

5. 主动脉-右房或左房瘘。

6. 心律失常。

7. 房室瓣穿孔反流。

8. 对封堵器过敏。

三、动脉导管未闭封堵术

动脉导管是胎儿时期连接肺动脉与主动脉弓降部的血液循环通道。一般在出生后数小时至数天即功能性关闭，3～6 个月内解剖性关闭。若持续开放，即称为动脉导管未闭（patent ductus arteriosus，PDA），是一种常见的先天性血管疾病，采用介入技术经皮导管闭塞动脉导管创伤小、并发症低、疗效显著等优点已成为替代开胸手术治疗动脉导管未闭的重要手段。

【适应证】

1. 不伴有心脏其他畸形的各种类型（窗形除外）的单纯性 PDA。

2. 经动脉导丝引导 PDA 的封堵术一般适用于年龄＜5 岁

3. PDA 直径＜股动脉内径。

4. 经静脉的双盘补片封堵术，一般适用于年龄＜6 个月、体重＞4kg 的患儿。

5. 采用弹簧圈封堵术适用于任何年龄的患者，单个弹簧圈适用于 PDA 内径＜3mm、多个弹簧圈适用于 PDA 内径＜4.5mm 的患者。

6. 外科术后残余分流：≥14 mm 的 PDA，其操作困难，成功率低，并发症多，应慎重。

【禁忌证】

1. 依赖 PDA 存在的心脏畸形。

2. 重度肺动脉高压伴有右向左分流者及窗形 PDA。

3. 败血症，封堵术前 1 个月内患有严重感染。

4. 活动性心内膜炎，心内有赘生物。

5. 导管插入途径有血栓形成。

【设备与器材】

1. 设备　DSA、超声。

2. 器材　除具备介入诊疗术所需器材之外，还需准备专用的器材，如双盘补片传送系统（图 3-35A）或可控弹簧栓子置入器械（图 3-35B）。

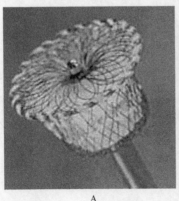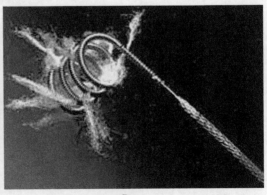

A   B

图 3-35　双盘补片和可控弹簧栓子置入器械

A. 双盘补片；B. 可控弹簧栓子

【操作步骤】

1. 术前准备　完善术前检查，包括心电图、X线胸片、超声心动图、相关生化及传染病检查

2. 局麻或全麻下（婴幼儿）　采用 Seldinger 穿刺股静脉行右心导管检查，穿刺股动脉行左心导管及主动脉弓降部（左侧位及右前斜30°）造影（图3-36），测量 PDA 直径，了解其形态及位置。

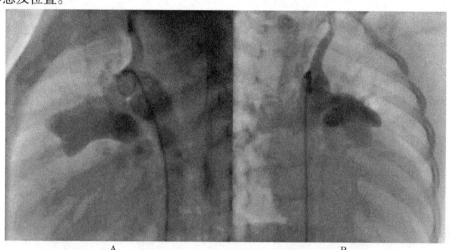

图 3-36　导管动脉导管未闭 DSA 表现

主动脉弓降部造影，造影目的用于测量 PDA 直径（A. 左侧位；B. 右前斜30°）

3. Amplatzer 封堵术　封堵步骤如下：①经右股静脉将右心导管直接或藉普通导丝通过动脉导管（图3-37 A），将端孔导管尖端送至降主动脉膈肌水平以下（图3-37 B）。②将 0.035inch 加硬导引钢丝（长260cm）从肺动脉侧经 PDA 送入降主动脉（图3-38 A）。③保留加硬导丝，撤出端侧孔导管，再沿加硬导丝将输送鞘管送至降主动脉。④选择比所测

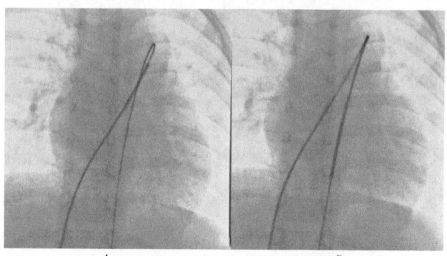

图 3-37　动脉导管未闭封堵术封堵前 DSA 表现

A. 普通导丝通过 PDA；B. 端孔导管顺势进入降主动脉

PDA最窄直径大2～4mm的封堵器（小儿可达6mm），将其安装于输送钢丝的顶端，透视下沿输送鞘管将其送至降主动脉(图3-38 B)。⑤待封堵器的固定盘完全张开后(图3-39 A)，将输送鞘管及输送钢丝一起回撤至 PDA 的主动脉侧。然后固定输送钢丝，仅回撤输送鞘管至 PDA 的肺动脉侧，使封堵器的腰部完全卡于 PDA 内（图3-39 B）。⑥10分钟后重复主动脉弓降部造影，若证实封堵器位置合适、形状满意，无或仅有微量至少量残余分流，且听诊无心脏杂音时，可操纵旋转柄将封堵器释放（图3-40），重复右心导管检查后撤出鞘管压迫止血。

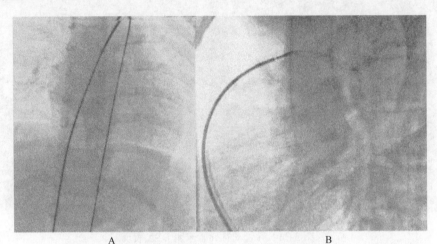

图3-38　动脉导管未闭封堵术封堵过程

A. 交换加硬长导丝建立动静脉轨道；B. 引入长鞘至降主动脉后送入合适大小的封堵器

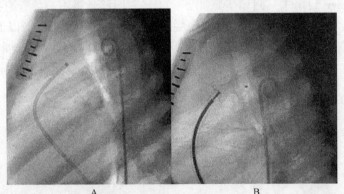

图3-39　动脉导管未闭封堵术封堵过程

A. 释放主动脉侧伞盘并同时后撤鞘管及输送器至 PDA 肺动脉侧；B. 释放腰部，使其位于 PDA 内

4. 可控弹簧栓子封堵术

（1）经股静脉顺行法：穿刺右股静脉插入端孔导管经 PDA 入降主动脉；选择适当直径的可控弹簧栓子经导管送入降主动脉，将 3～4 圈栓子置于 PDA 的主动脉侧，3/4～1圈置于 PDA 的肺动脉侧。10分钟后重复主动脉弓降部造影，若证实封弹簧栓子位置合适、形状满意、无残余分流时，可操纵旋转柄将弹簧栓子释放。重复右心导管检查后撤出鞘管压迫止血。

（2）经股动脉逆行法：穿刺右股动脉插入端孔导管，经 PDA 入肺主动脉，将与之匹

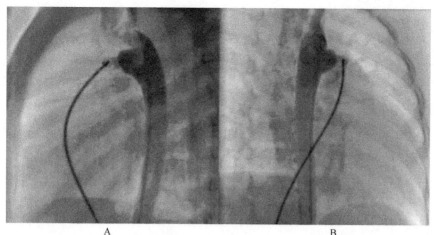

图 3-40　动脉导管未闭封堵术后 DSA 表现

封堵后 10 分钟后重复术前体位造影，观察封堵器位置及封堵效果（A. 左侧位；B. 右前斜 30°）

配直径的可控弹簧栓子经导管送入肺动脉，将 3/4 圈置于 PDA 的肺动脉侧，其余几圈置于 PDA 的主动脉侧（图 3-41）。若弹簧栓子位置、形状满意后可操纵旋转柄将弹簧栓子释放。10 分钟后重复主动脉弓降部造影，观察栓子位置及效果，证实动脉导管完全闭塞，听诊连续性杂音消失，即可撤出全部导管，加压包扎穿刺口。术后穿刺侧肢体制动 6 小时，卧床 20 小时，局部沙袋压迫 6 小时，用抗生素 3 天，术后 24 小时及 1 个月、3 个月、6 个月复查经胸超声心动图、心电图及 X 线胸片、术后 3 个月内避免剧烈运动。

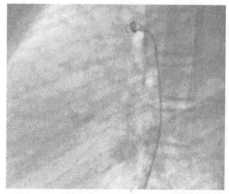

图 3-41　用弹簧栓子法封堵未闭的动脉导管

弹簧栓子法：经主动脉使用 Cook 公司弹簧栓子封堵小 PDA

【并发症】

1. 封堵器脱落

2. 异位栓塞。

3. 溶血。

四、二尖瓣狭窄球囊扩张术

经皮二尖瓣球囊成形术（percutaneous balloon mitral valvuloplasty，PBMV）是利用球囊扩张的机械力量使粘连的二尖瓣叶交界处分离，已发展成为一项成熟的治疗二尖瓣狭窄的方法，它基本上替代传统外科闭式二尖瓣分离术。根据所用扩张器械的不同可分为 Inoue 球囊法，聚乙烯单球囊法、双球囊法及金属机械扩张器法。目前临床普遍应用的是 Inoue 球囊法。

【适应证】

1. 单纯性二尖瓣狭窄（中-重度），症状明显；超声心动图示瓣膜柔软，无变形、无严重钙化和瓣下结构明显异常（Wilkins 超声计分<8 分），瓣口面积≤1.5cm^2；心导管检查左心房平均压>11mmHg，二尖瓣舒张期跨瓣压差>8mmHg。

2. 二尖瓣狭窄分离术后再狭窄。

3. 二尖瓣狭窄瓣重度肺动脉高压、左右心力衰竭、不能长期抗凝治疗或因其他原因不宜做瓣膜置换术的患者，均可选择做二尖瓣球囊成形术。

【禁忌证】

1. 有体循环栓塞史、左心房血栓、活动性风湿及严重心律不齐者。

2. 二尖瓣明显变形、瓣下结构严重异常 Wilkins 超声计分＞12 分、中度以上二尖瓣或主动脉瓣关闭不全患者。

3. 未控制的感染性心内膜炎或有其他部位感染疾患者。

4. 房间隔穿刺禁忌证者（如巨大右心房、主动脉根部瘤样扩张、房间隔修补术后等）。

【设备及器材】

1. 设备 DSA、超声。

2. 器材 除常规需要有左右心导管术器械外，还需要准备其他专用的器械，如房间隔穿刺套管（如 Brockenbrough 房间隔穿刺套管）、Lnoue 球囊扩张导管（为橡胶尼龙网弹性单球囊导管，球囊直径为 24～30mm，其附件包括金属延伸管、扩张器、导丝、转向操控探条、注射器及游标尺）、双叶或三叶球囊导管（如 Bifoil）专门配套的 14F 或 16.5F房间隔穿刺套管鞘等。

【操作步骤】

1. 术前准备 完善术前检查，包括心电图、X 线胸片（图 3-42）、超声心动图相关生化及传染病检查。

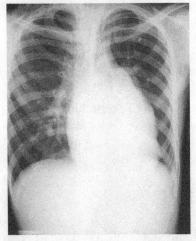

图 3-42 风湿性心脏病，二尖瓣狭窄 X
线表现

典型风湿性心脏病，二尖瓣狭窄 X 线胸片，梨形心，双肺淤血，肺动脉段凸出，左心房明显增大

2. 左右心导管检查 局麻下经皮股静脉（或颈内静脉）穿刺插管，注入肝素（100～150U/kg 总量＜10000U）后，做右心导管检查（包括测量各部血氧饱和度、肺动脉压、肺毛细血管嵌压等）及右心房造影，了解三尖瓣、左心房及主动脉根部相对解剖关系等。经皮股动脉穿刺送入 5F 猪尾巴导管，测量左心室、主动脉、肺动脉压、血氧饱和度等。

3. 穿刺房间隔（图 3-43A） 经右侧股静脉途径引入左心房穿刺套管至上腔静脉，在透视下经套管送入 Brockenbrough 穿刺针，针尾保留约 1cm 于套管外，避免针尖外露，调整针尾指向 4～6 点时钟位的角度，使套管尖端至预定穿刺点后，撤出全套装置。房间隔穿刺定位有两种方法：

（1）左心房-脊柱定位穿刺方法：在后前位透视下，取右半胸椎中线与左心房下缘交点向上 2/3，1～1.5cm为穿刺点。套管针尖端抵至房间隔（卵圆窝处）穿刺有轻突破感，经穿刺针回抽由血液，注入对比剂或测压证实穿刺针进入左心房后，固定穿刺针，推进穿刺针套管进入左心房约1cm。撤出穿刺针，经套管注入 1mg/kg 体重肝素，完成房间隔穿刺。

（2）右心房造影定位穿刺方法：先行右心房造影，经再循环在正位上观察三尖瓣、左心房及主动脉根部相互解剖关系，于三尖瓣环上缘做水平连线与左心房右缘交点，取其中点做垂线，与左心房下缘交点向上 2/3 处为穿刺点。穿刺成功后，经穿刺针套管将环形导丝送入左心房（图 3-43 B）引入猪尾形导管送入左心室并测跨二尖瓣压差、左心房压力。撤出房间隔穿刺针套管，用扩张管沿环形导丝依次扩张经皮穿刺点、股静脉及房间隔后退出体外，保留环形导丝于左心房内。

4. 球囊直径的选择 应根据二维超声测定二尖瓣环直径确定，选择比瓣环小 2mm，一般为 26～28mm，个别球囊直径需＜26mm 或＝30mm。亦可以按患者体重估计球囊大小，如：体重 35～45kg，球囊直径为 26±mm；45～55kg，27±mm；＞55kg，28±mm。也有估计患者身高选择球囊直径，〔身高（cm）/10〕+10=预计球囊直径（mm）。属于相对适应证患者，则应按上述公式减 2mm 或更小直径开始扩张。

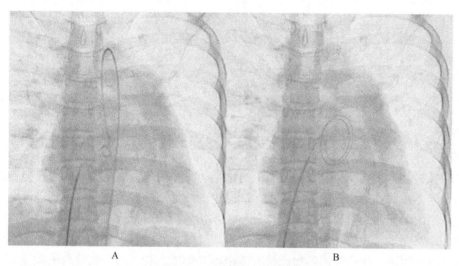

图 3-43 二尖瓣狭窄球囊扩张术操作前准备

A. 房间隔穿刺；B. 引入左心房导丝

5. Inoue 球囊导管扩张 Inoue 球囊导管沿环形导丝送入左心房（图 3-44A），撤出全部金属延伸器及环形导丝，以稀释对比剂（1：3 的 76%泛影葡胺盐水）酌情充盈部分前部球囊。在右前斜位透视监测下，应用转向操控探条将球囊送达二尖瓣口，回撤转向操控探条 4～5cm，球囊即可推入左心室达心尖部。然后经专用注射器将预先在体外准确的定量稀释对比剂注入适当量进一步充盈前端球囊，随后回撤球囊导管使其卡在二尖瓣口的左心室面，再将注射器内剩余的对比剂快速注入，待球囊全部充盈膨胀后立即回抽排空球囊内的对比剂（图 3-44B），然后迅速回抽球囊导管退至左心房，全过程约 15 秒，压力约为 2 个大气压。核对心尖部杂音，重复测定左心房压力及跨二尖瓣压差。效果满意后将球囊导管退至右心房，再用二尖瓣探条将球囊导管送至肺动脉，测定肺动脉压力。操作完毕后，撤出导管，局部压迫止血。穿刺侧肢体制动 8 小时，卧床 20 小时，局部沙袋压迫 6 小时。术后 24～48 小时复查超声心动图、心电图。

【并发症】

1. 心包填塞。

2. 由球囊扩张引起的并发症，包括二尖瓣关闭不全、体循环栓塞、心律不齐、心脏穿孔及急性肺水肿等。

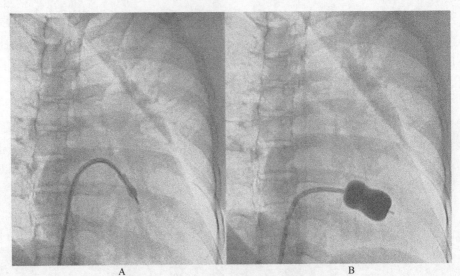

图 3-44　二尖瓣狭窄球囊扩张术操作过程

A. 引入 Inoue 球囊；B. 狭窄的瓣膜被 Inoue 球囊扩开

五、主动脉夹层覆膜支架植入术

主动脉夹层（aortic dissection，AD）是指主动脉腔内的血液从主动脉内膜撕裂口进入主动脉中膜，并沿主动脉长轴方向扩展，造成主动脉真假两腔分离的一种病理改变。传统主动脉夹层的治疗分为内科保守治疗与外科手术治疗，但前者无法去除病因，后者难度高、创伤大，并发症多。采用介入方法经皮将覆膜支架置入到动脉真腔内（图 3-45）对夹层原发的破口进行封堵，使假腔内的血流被有效阻断并形成血栓，减少假腔内的血流灌注，从而降低病变主动脉发生扩张或破裂的概率，同时由于真腔被扩大，分支动脉的血流灌注可以得到明显的改善。与传统外科开胸手术相比，腔内支架治疗属于微创治疗范畴，目前，此项措施已成为治疗大多数降主动脉夹层的优选方案。

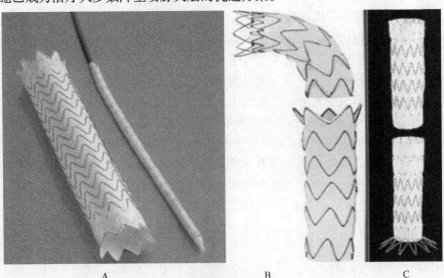

图 3-45　常用的主动脉覆膜支架

A. Gore-Excluder 支架；B. Medtronic Talent 支架；C. Cook TX2 支架

主动脉夹层临床上有两种分型方法，分别是 De Baykey 分型及 Stanford 分型。最常用的分型或分类系统为 De Bakey 分型，根据夹层的起源及受累的部位分为三型（图 3-46）。

Ⅰ型：破口位于升主动脉，扩展超过主动脉弓到降主动脉，甚至腹主动脉，此型最多见。

Ⅱ型：破口位于升主动脉并局限于升主动脉。

Ⅲ型：破口位于降主动脉左锁骨下动脉开口远端，并向远端扩展，可直至腹主动脉。

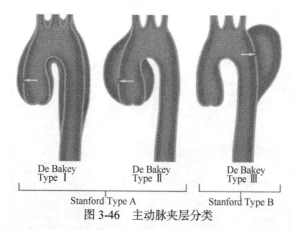

图 3-46　主动脉夹层分类

Stanford 分型将主动脉夹层动脉瘤又分为 A、B 两型。无论破口位于哪个部位，只要累及升主动脉者称为 A 型，相当于 De Bakey Ⅰ型和Ⅱ型，破口位于降主动脉且未累及升主动脉者称为 B 型，相当于 De Bakey Ⅲ型。

【适应证】

目前国际医学界对于该技术的适应证尚无统一的标准，目前推荐的适应证包括：

1. 原发破口应位于降主动脉或距左锁骨下动脉以远 1cm 以上。

2. 降主动脉破口位置在 T_{10} 肋间动脉近侧。

3. 主动脉与支架近端接合处没有出现明显的扩张或动脉粥样硬化现象。

4. 主动脉瓣没有出现严重的反流现象。

5. 冠状动脉或头臂动脉未出现缺血症状。

6. 股动脉和髂动脉的直径和质量足以使支架输送系统正常进入。

7. 在双椎动脉优势或以右椎动脉为优势动脉的主动脉夹层患者，通常可以直接将支架覆盖左锁骨下动脉。

8. 对双椎动脉优势者如果出现盗血综合征，可以二期行杂交手术处理。

9. 对于左椎动脉优势的夹层患者可以先行"转流手术"保留弓上动脉血供，然后可以安全封闭左锁骨下动脉开口。

【禁忌证】

1. 同一般血管造影禁忌证。

2. 恶性肿瘤晚期或全身多器官功能衰竭者。

3. 主动脉长段弥散性病变宜考虑手术治疗。

【设备与器材】

1. 设备　DSA。

2. 器材　同一般血管造影，另需 PTAA 器材、覆膜支架传输系统等。

【操作步骤】

此微创手术最好由介入放射科、心血管外科和麻醉科医师共同完成。简要操作步骤如下：

1. 建立血管通道　患者取仰卧位于 DSA 床上，全麻或硬膜外麻醉。穿刺左侧桡动脉并置入 5F 或 6F 桡动脉鞘：插入超滑导丝引导 5F 猪尾导管（金标猪尾导管）经左锁骨下动脉送至升主动脉。同时选择未受夹层累及的一侧股动脉进行皮肤切开直视下穿刺游离的股动脉并置入 6F 动脉鞘，全身肝素化后（1mg/kg 静脉推注）自鞘管送入 260 cm 超硬导丝至升主动脉内。

2. 主动脉造影　依据 CTA 或 MRA 上展示夹层破口及真假腔最佳的角度行主动脉造影（图 3-47），包括升主动脉、主动脉弓、降主动脉、右无名动脉、左颈总动脉及左锁骨下动脉近端。

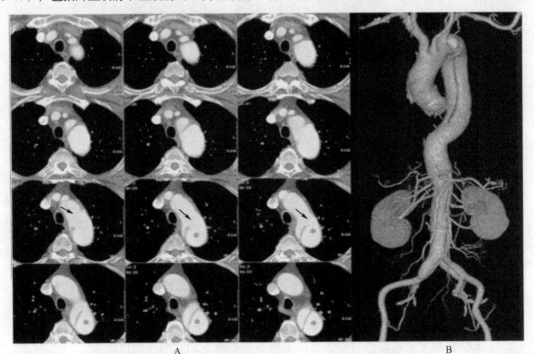

图 3-47　主动脉夹层（De Bakey Ⅲ型，Stanford B 型）CTA 表现

A. 为 CTA 连续轴位图，箭头所指为内膜破口；B. 为 3D VR 图，显示夹层累及范围

3. 覆膜支架释放　根据主动脉造影，以金标猪尾导管不透 X 线的刻度为标准，测量破口与左锁骨下动脉开口的距离以确定锚定区，测量锚定区主动脉弓部直径和长度，并结合 CTA 或 MRA 测量结果选定支架型号。选择的支架应大于锚定区主动脉弓部直径 10%～15% 内径的支架。选择最佳路将超硬导丝置入主动脉真腔内后，即撤出股动脉鞘管，用硝普钠或其他降压药控制患者血压在 70～90mmHg 理想范围后，沿超硬导丝引入覆膜支架传输系统至主动脉弓降部夹层破口以远的真腔内并准备释放（图 3-48）。根据主动脉造影和金标猪尾导管与超硬导丝的交叉点，应随时观察支架覆膜起始部（各厂家产品有不同的金属标识）与金标猪尾导管和超硬导丝的交叉点的相互位置关系，随时调整支架位置，切勿使支架覆膜段超越猪尾导管造成左颈总动脉等重要血管的闭塞。在透视监测下右手固定传输系统的支撑器导管尾端，左手撤传输系统的鞘管，当释放支架第一节后，确认支架释放的位置准确无误后，应快速后撤传输系统的鞘管释放完整个支架。切记释放过程中右手一定要固定好传输系统的支撑器导管，绝不能前移或后移，否则可能造成严重后果。

4. 再次胸主动脉造影　支架释放术后，再次行胸主动脉造影，方法同术前。观察支架位置、支架覆膜部分与左锁骨下动脉的关系、内膜破口封堵情况和明确是否存在内漏等并发症。最后确定准确无误后即可拔除猪尾导管、桡动脉鞘管和覆膜支架传输系统，并进行股动脉及皮肤缝合，结束手术（图 3-49）。术后患者 24 小时一级护理，观察指标包括患者一般情况、呼吸、心率、血压和尿量等。

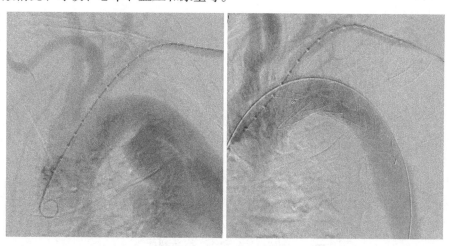

A   B

图 3-48   主动脉夹层支架植入术前、术后 DSA 表现

A. 升主动脉造影，对比剂分别充盈真假腔；B. 支架释放后 DSA 图显示假腔内对比剂检前明显减少

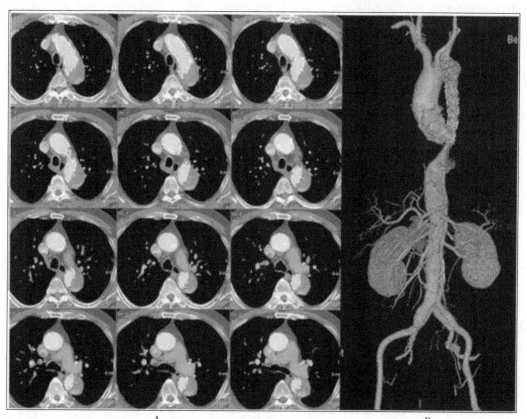

A   B

图 3-49   主动脉夹层支架置入术 CTA 复查

A. CTA 轴位图像，显示假腔内几乎无对比剂充盈，提示支架已将假腔隔绝；B. 支架植入术后 3D VR 图

【并发症】

1. 内漏。
2. 脊髓损伤。
3. 心脏压塞。
4. 二尖瓣反流。

（陆敏杰）

第六节　恶性肿瘤的综合介入治疗

肿瘤的介入综合治疗包括介入治疗与肿瘤药物学治疗、生物学治疗、物理学治疗、外科手术学治疗等相结合的治疗措施。充分发挥各种治疗方法的优势，协同互补，获得单一治疗方法难以达到的治疗效果。对延长生命、提高生存质量、减轻痛苦具有重要意义。综上所述肿瘤介入治疗所涉及的内容广泛，由于章节所限，本节主要介绍原发性肝癌、胰腺癌、肺癌等介入综合治疗方法。

一、肝癌综合介入治疗术

肝癌的治疗方法有多种，凡是具备手术指证的肝癌应主张以手术切除为首选，然而多数肝癌患者在临床明确诊断时已失去手术治疗的机会，单纯的放、化疗疗效有限。近年来以经皮导管肝动脉灌注化疗（TAI）、肝动脉-门静脉联合灌注化疗（PVE）、肝动脉栓塞（TAE）和由肝动脉行经导管动脉灌注化疗栓塞术（transluminal arterial cheminal embolization，TACE）治疗为主轴联合物理（射频、微波、氩氦刀、高强度聚焦超声）和化学（无水乙醇）消融治疗、内放疗（^{125}I 放射性粒子植入和 ^{90}钇放射性微球）、载药微球 CDEB 和生物治疗（P53 腺病毒基因注入）等诸多介入治疗方法的应用，更加丰富肿瘤综合治疗的内涵，从而改变了以往单一治疗的格局，使治疗效果更加明显，因此，肝癌综合介入治疗术成为目前公认的中晚期肝癌姑息性治疗的首选方法。

（一）经导管动脉化疗栓塞术（TACE）

【治疗原理】

1. 肝癌血供特点　正常肝脏血供 70%～75% 来源于门静脉，25%～30% 来自肝动脉，而肝癌的血供 95%～99% 来自肝动脉。阻断肿瘤的供血动脉，造成肿瘤缺血、坏死，而对于正常肝组织影响较小，是经导管肝动脉栓塞术的解剖学依据。

2. 肝癌血管特点　肿瘤血供丰富，无肝巨噬细胞，缺乏吞噬功能，有利于碘化油携带化疗药物较长时间选择性沉积在肿瘤血管及组织内持续发挥作用，为经导管肝动脉栓塞肿瘤的生物学依据。

【适应证】

1. 原发性或继发性晚期肝癌姑息性治疗。
2. 肝癌根治术前栓塞辅助治疗。
3. 肝癌术后或肝移植术后复发者。

4. 肝癌切除术后预防性治疗。

5. 肝功能 Child-Pugh 分级 A、B 级。

6. 肝癌破裂出血。

【禁忌证】

1. 全身多器官衰竭，不能耐受药物不良反应者。

2. 凝血功能障碍，有出血倾向者。

3. 肝功能严重损害。

4. 恶液质患者伴多脏器转移。

5. 肝功能 Child-Pugh C 级。

6. 门静脉主干完全被瘤栓阻塞，侧支循环差或门静脉高压伴逆向血流。

【设备与器材】

1. 设备　DSA。

2. 器材　穿刺针、导管鞘、RH 导管、导丝、微导丝和微导管等。

3. 药物　氟尿苷 250～500mg、吡柔比星 20～40mg、丝裂霉素 10mg、羟喜树碱 5～10mg 超液化碘化油 10～25ml。化疗药物通常是三至四联用药，化疗药物使用量根据肿块的大小、肝功能等调整。

4. 栓塞材料　碘化油、PVA 颗粒（直径 300～550μm）、明胶海绵颗粒（直径 100～900μm）、无水乙醇等。

【操作步骤】

1. 术前准备　术前仔细分析影像学资料及实验室检查结果。其他同一般血管造影准备。

2. 肝动脉造影　采用 Seldinger 方法，经股动脉插管至腹腔干或肝总动脉造影，图像采集包括动脉期、实质期及门静脉期（图 3-50A、B）（必要时行选择性肠系膜上动脉、胃左动脉、膈动脉造影），明确肿瘤的供血动脉走行、侧支循环及有无动静脉瘘，确定肿瘤位置、了解大小、数目、血供和侧支循环等。

3. 肝动脉灌注化疗（TAT）　根据肿瘤的大小、血供及患者的耐受等情况合理选择化疗药物用量。主要用药为蒽环类、铂类。每种药用生理盐水或 5% 葡萄糖液 150～200ml 稀释，在 X 线透视监视下，将导管超选择插入靶血管，精准缓慢推注，灌注时间不应少于15～20 分钟。当出现血管铸型时应停止推注。

4. 肝动脉化疗栓塞（TACE）（图 3-50C）　一般选择超液化碘油与化疗药物充分混合成的"乳剂"（超液化碘化油 10～20ml 与氟尿苷 250～500mg、吡柔比星 20～40mg 等充分混合）使用。灌注全程应在影像设备监视下，尽量采用超选择性插管，经导管缓慢精准注入"乳剂"，直至出现靶血管内碘化油滞留或出现返流时，应立即停止灌注。碘化油对肝癌细胞有特殊的"亲和"作用和高吸收 X 线的特性，有助于术后常规 CT 扫描对化疗栓塞疗效的评估（图 3-50D）和对微小病灶的检出率。碘油用量应根据肿瘤大小、血管等情况而定，最大量不超过 20ml。如发现有肝动脉-门静脉分流和（或）肝动脉静脉瘘，可先行 PVA 颗粒、明胶海绵或弹簧圈等栓塞后，再注入"乳剂"。化疗栓塞结束后，再次行肝动脉造影，效果满意后拔管，穿刺点加压、止血、包扎。术后穿刺侧肢体制动，卧床8～12 小时，监测生命体征。根据患者全身功能状况及肿瘤疗效而定治疗间隔，一般 1 个月左右 1 次，3 次为 1 个疗程。

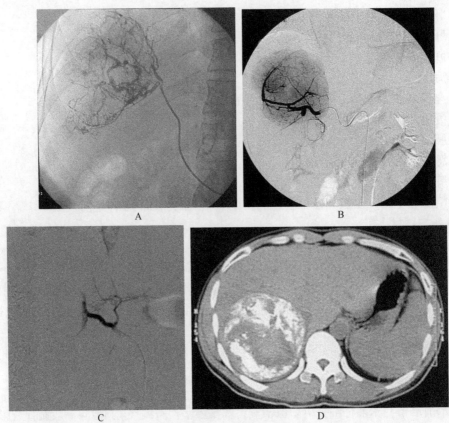

图 3-50　肝癌超选择性栓塞术前术后 DSA 表现

A. 供血的动脉增粗、扭曲；B. 实质期可见肿瘤染；C. 栓塞后远端血管闭塞；D. 1 个月后 CT 复查肿瘤内血栓不均匀碘油沉积

（二）肝动脉（TACE）联合肝动脉-门静脉栓塞术（PVE）

单纯 TACE 术后，肿瘤周边部分及周围子灶仍可存活。从而导致 TACE 术后肿瘤的复发和转移，这部分病灶主要由门静脉供血，联合 PVE 栓塞治疗是减少 TACE 术后肿瘤复发和转移有效手段。国外研究报道，肝癌经 TACE-PVE 联合治疗后，手术切除标本证实，肿瘤坏死率明显高于单一的 TACE 治疗。

【适应证】

1. 具有双重供血的原发性或继发性肝肿瘤。

2. 肝内动-静脉短路。

【禁忌证】

1. 全身多器官衰竭，不能耐受药物不良反应者。

2. 凝血功能障碍，有出血倾向者。

3. 肝功能严重损害。

4. 胆道系统感染和其他严重感染疾病。

5 门静脉主干瘤栓形成。

【设备与器材】

1. 设备　DSA。

2. 器材 穿刺针、导管鞘、RH 导管、导丝、微导丝和微导管。

3. 栓塞材料 碘化油、PVA 颗粒（直径 300～550μm）、明胶海绵颗粒（直径 100～900μm）、无水乙醇等。

【操作步骤】

经皮肝门静脉穿刺成功后，置入导管行选择性门静脉造影，在透视监视下精准向靶血管内释放栓塞剂，为防止因反流导致非靶区栓塞，可采用球囊导管进行栓塞。撤出导管时需用明胶海绵栓塞穿刺通道。

【并发症】

1. 误栓。

2. 门静脉主干血栓形成。

3. 出血。

（三）TACE 联合消融、高强度聚焦超声（HIFU）、联合氩氦刀治疗

1. TACE 后联合无水乙醇消融术（percutaneous ethanol ingection，PEI） TACE-PEI 突显二者相互协同、互补治疗肝癌的优势（图 3-51）。国内外多组研究表明 TACE 联合 PEI 治疗肝癌，在生存期的评价方面明显优于单纯 TACE 或 PEI 治疗。PEI 可使肝癌细胞原位灭活，同时破坏肿瘤的侧支循环和门静脉血供，弥补 TACE 门脉血供栓塞的不足，而 TACE 所造成的肿瘤组织大量坏死。纤维间隔破坏，又利于无水乙醇在瘤体内均匀扩散而进一步造成瘤灶坏死，有效减少了肿瘤复发的概率。

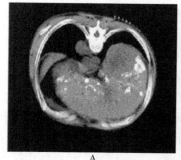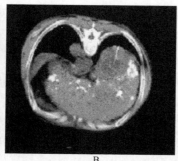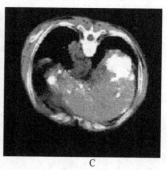

图 3-51 TACE 后联合 PEI 术前、术后 CT 表现

A. PEI 术前 CT 显示肝右叶后段区一类圆形略低密度影（少血供肿瘤），内无碘油沉积征象；B. 经皮穿刺进入肿瘤内；
C. 经 PEI+碘油注入治疗后 CT 复查显示肿瘤完全被灭活

2. TACE 联合经皮肝微波消融固化（PMCT） TACE-PMCT 治疗肝癌可发挥各自的优点，增加疗效。该技术常用于小肝癌、乏血供肝癌的治疗。PMCT 是利用微波的高热效应，使肿瘤组织发生变性或凝固性坏死达到原位灭杀或局部根治的目的。一般 TACE 术后 5～7 天可采用 PMCT 治疗，以利于进一步原位灭活 TACE 术后残存癌细胞，防止肿瘤复发。

3. TACE 联合射频消融（RFA）（图 3-52） TACE-REA 不仅是对 TACE 治疗后的重要补充治疗，而是二者的有机结合，优势互补，使肿瘤的完全坏死率成倍增加，由单一的 TACE 平均完全坏死率的 20% 左右提高到 90% 以上，TACE 肿瘤后再进行 RFA 治疗，可有效减少靶区的血流量，增强 RFA 的疗效，同时减少 TACE 操作次数，从而有效地保护了肝脏功能，延长了患者的生存时间。但 TACE 又可减少 RFA 治疗针道发

生种植转移的风险。

4. TACE 联合高强度聚焦超声（HIFU） TACE-HIFU 利用超声波穿透性、方向性、聚焦性好的特点，将体外发射的低能量超声波聚焦于肿瘤部位，通过超声波的热效应使肿瘤组织发生凝固性坏死。TACE 在阻断肿瘤供血的基础上，HIFU 协同作用于肿瘤中心和周边，从而造成肿瘤组织的凋亡。TACE-HIFU 治疗能达到疗效倍增的效果。

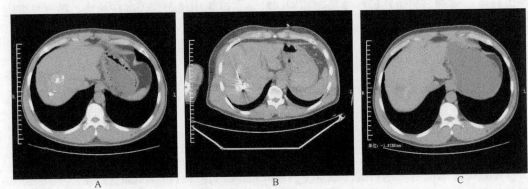

图 3-52　TACE 术后联合射频消融治疗

A. TACE 术后显示不均匀颗粒状碘油沉积，周边可见低密度影肿瘤灶；B. 射频消融；C. CT 复查肿瘤坏死区扩大

5. TACE 联合氩氦刀 本方法可以取长补短，以达到最佳治疗效果，TACE 不仅对肿瘤病灶进行高浓度的化疗，且能阻断肿瘤供血。氩氦刀则可通过快速冷冻和热融效应彻底摧毁肿瘤细胞，提高 TACE 术后肿瘤组织坏死率及激活机体的自身免疫的目的，尤其对于碘油沉积稀疏、缺损区进行肿瘤组织冷冻，有效弥补了 TACE 的不足。

（四）TACE 联合 ^{125}I 放射性粒子植入术治疗

TACE 对富血供的晚期肝癌姑息性治疗其疗效肯定，但对乏血供型肝癌，尤其是转移性肝癌疗效欠佳。晚期肝癌多合并门静脉主干瘤栓，TACE 术难以改善因瘤栓引起的门脉高压，治疗风险大而且疗效差。研究表明肝癌在放射生物学上属于放射敏感性肿瘤。联合 ^{125}I 放射性粒子植入为乏血供肝癌的治疗提供了一种有效的方法，填补了 TACE 的不足。^{125}I 放射性粒子植入又称肿瘤体内粒子刀、内放疗。具有高剂量、短距离、精准集中辐射灭杀肿瘤，对周围正常组织的损伤小等特点，其应用范围不断扩大。

（五）载药微球（DEB）联合-TACE

载药微球作为药物运载平台，能够有效控制药物的释放速度和时间。对治疗肝脏原发性及转移性肿瘤，疗效更佳，副作用更少，适应证也更广。有文献报道采用 DEB-TACE 治疗成功后的 1～3 年总生存率分别为 84%、75.7%、71.6%。明显优于单一 TACE 方法 1～3 年的生存率 69.5%、53，4%、42.9%，

（六）其他介入治疗技术

1. ^{90}钇（^{90}Y）放射性微球治疗 属于体内的介入放射治疗的新手段，尤其对于多次化疗失败或无法耐受化疗或合并有门静脉癌栓者是非常好的选择（以往对于这一部分患者几乎没有更有效的介入手段）。治疗前 1～2 周需作肝内锝标记聚合白蛋白扫描（Intrahepatic technetium MAA scan）测定肝肺分流百分比，并依据 SPECT 影像计算出肿瘤与正常组织吸收比（T/Nratio）。治疗前进行多学科剂量会诊，根据上述指标和肝功能及肿瘤大小制定最佳剂量。每颗 ^{90}Y 微球体直径仅为头发丝的 1/3，经血管造影精准定位后，将设定的一定剂量的微球体植入（不会阻塞血管）肿瘤供血动脉内，接下来 2 周，微球体以平均 0.25cm 的近距离辐射 β 射线，灭活癌细胞。该治疗费用过于昂贵，国内尚无开展。

2. 分子靶向治疗 索拉非尼是首个延长晚期肝癌生存期的全身治疗的分子靶向药物（molecular targeted drug）是一种多靶点激酶抑制剂。通过特异性阻断肿瘤细胞信号传导，从而抑制血管内皮生长因子和血小板衍生因子受体，抑制肿瘤细胞的生长和繁殖，起到抗肿瘤作用。常规用法 400mg 口服一日两次，要求患者肝功能为 Child-Pugh A 级或相对较好的 B 级。近年来，介入栓塞治疗与索拉非尼联合应用于晚期肝癌备受关注，其疗效正在评价中。

3. 生物治疗 是指采用直接的生物学效应的治疗方法，主要包括免疫治疗、基因治疗。通过采集肿瘤患者的免疫细胞和癌细胞，运用高新生物技术在体外诱导特异性免疫细胞并大量培养分离后，回输患者体内高效清除肿瘤细胞的一种生物治疗技术。

4. 放射性免疫治疗 是指一种以单克隆抗体为载体，耦联放射性核素特异性杀伤肿瘤细胞的导向治疗方法。具有免疫性的高特异性和放射性测量的高灵敏度，能精确测定各种具有免疫活性的极微量的物质，该技术操作简便、无辐射、抑制肝癌的侵袭和转移疗效满意，而得到广泛应用。

5. 中医治疗 有助于减少放、化疗的毒性，改善癌症患者的相关症状和生活质量，可能延长生存期，可作为肝癌的重要辅助治疗手段。目前我国药监部门已批准若干种中药制剂，包括消癌平、康莱特、华蟾素、橄香烯和得力生注射液及口服剂等用于治疗肝癌，在临床上已积累了许多实践经验，具有一定的疗效和独特的特点。

二、胰腺癌综合介入治疗术

胰腺癌（carcinoma of pancreas）是一种治愈率低、预后极差的恶性肿瘤，因其特殊的解剖位置、生理特点和生物学行为，使早期的诊断困难而失去手术根治的机会。近年来随着微创技术的不断发展，经动脉导管灌注栓塞为主的辅助治疗，成为胰腺癌患者延长生存期、提高生活质量的重要治疗手段之一。目前介入治疗常用的方法有区域性灌注化疗药物和放射性粒子植入。其他介入方法有动脉导管栓塞治疗、介入消融术、介入导向生物治疗、基因治疗、靶向治疗等。

（一）经导管动脉化疗药物灌注术（TAT）

【适应证】

1. 经组织学证实的胰腺恶性肿瘤。
2. 已采用其他非手术方法治疗无效的胰腺癌。
3. 术前辅助治疗。
4. 胰腺癌术后复发。

【禁忌证】

1. 出血倾向者。

2. 恶液质患者。

3. 大量腹水伴多处转移。

4. 碘过敏。

【设备与器材】

1. 设备 DSA、CT。

2. 器材 穿刺针、4～5F 动脉鞘、4～5F 猪尾巴导管、多功能导管、超滑导丝，栓塞材料（碘油、明胶海绵、PVA 颗粒、弹簧圈）等

3. 药物 肝素钠，地塞米松 20mg、2%利多卡因 200mg、生理盐水、吉西他滨 800～1000mg、四氢叶酸 100mg、5-氟尿嘧啶 500～1000mg。。

【操作步骤】

1. 血管造影 采用改良 Seldinger 技术经股动脉插管,采用 5F 猪尾巴导管先行腹腔干- 肠系膜上动脉造影，了解肿瘤部位、大小、数目及分支血供情况。造影持续至静脉期，了解静脉受侵情况。必要时超选择性行腹腔动脉分支的胰十二指肠上动脉、胰十二指肠下动脉造影。

2. 药物选择 单药或联合应用，化疗药物的组合原则上不超过 3 种。

3. 动脉药物灌注 灌注可采用术中一次冲击性灌注化疗或持续性灌注化疗方式。超选择至靶血管经导管将生理盐水将化疗药物稀释至 40～80ml 后缓慢注入。胰腺头、颈部肿瘤经胃十二指肠动脉灌注化疗药物总量的 1/3；胰腺体尾部肿瘤依据肿瘤侵犯的范围，采用经腹腔干肠系膜上动脉灌注化疗药物总量的 1/3，余 2/3 注入脾动脉内。化疗药物灌注时间不应少于 15 分钟，用微量泵控制注速 2ml/min。可在 2～3 周后重复治疗。

持续性灌注化疗包括留置导管和皮下灌注药盒系统置入术。可选择细胞周期特异性和（或）非特异性药物。在药物应用、灌注时间等可计划性和可控性方面均优于单次冲击性灌注化疗。灌注时间依据药物特性而定，如 5-氟尿嘧啶 500～700mg，连续 2 天持续性灌注化疗，重复治疗周期同一次性冲击性灌注化疗。

【注意事项】

灌注前如肿瘤供血来自肠系膜上动脉，即可采用弹簧圈栓塞，可有效减轻化疗药物对肠道的损伤，提高疗效。如无肿瘤供血动脉，则根据肿瘤的部位、侵犯范围及血供情况确定靶血管。

【并发症】

除一般的插管造影所引起的并发症外，化疗药物灌注可引发急性胰腺炎。主要是由于导管嵌入胰腺供血分支，过量或高压快速注入造影剂和化疗药物引起。术中一旦出现腹痛应及时停止并后撤导管，并经导管局部注入利多卡因。术后监测血尿淀粉酶，并对症处理有关临床情况。

（二）局部灌注化疗联合 ^{125}I 粒子植入术

【适应证】

1. 胰腺癌灌注化疗的联合治疗

2. 失去手术治疗机会或拒绝手术治疗的患者。

【禁忌证】

1. 胰腺癌广泛转移。

2. 多器官功能衰竭者。

3. 凝血功能障碍。

4. 合并菌血症、严重糖尿病者。

【设备与器材】

1. 设备　CT

2. 器材　^{125}I 治疗放射剂量 100～160Gy；^{125}I 粒子活度 0.38～0.4Ci/粒；粒子数量计算依据 Cevc's 公式：总粒数=（长+宽+厚）/3×5÷每个粒子活度、植入系统包括 TPS 计划系统、植入枪、植入针。

3. 栓塞材料　碘化油、PVA 颗粒（直径 300～550μm）、明胶海绵颗粒（直径 100～900μm）、无水乙醇等。

4. 药物　DDP 30～120mg，MMC 10～20mg，ADR 30～60mg，5-FU 1000～1500mg。可选用 2～3 种药物配伍使用。

【操作步骤】

1. 术前准备　将患者影像学图像资料输入治疗计划系统，了解胰腺肿瘤大小、形态与周围组织结构的关系，如胰管、十二指肠、胃、门静脉的关系。选择穿刺点，确定进针路径、植入的粒子数量、活度及分布图、并将粒子装入植入器内。

2. 粒子植入　体表放置标记栅格后 CT 平扫，按照术前 TPS 确定穿刺路径，体表标记穿刺点。常规消毒、局麻后，按预定的进针路径穿刺至肿瘤组织中心，再次 CT 扫描确认穿刺针位置无误后，根据 TPS 制定的粒子分布图布源，依次均匀逐层植入籽源，籽粒间距 0.5～1.2cm。CT 再次复扫，了解粒子数量及分布。确认其分布达到 TPS 预定的布源计划为止（图 3-53）。术毕撤出植入针，局部加压、止血、包扎。术后禁食 6 小时、24 小时内复查血尿淀粉酶、血脂肪酶，便常规等检查。

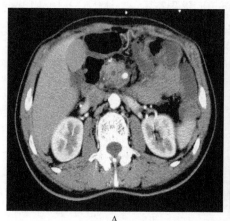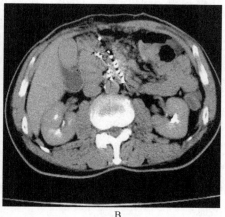

图 3-53　胰腺癌粒子植入术前术后 CT 表现

A. 胰腺癌粒子植入术前 CT 表现；B. 胰腺癌粒子植入术后 CT 显示肿瘤明显缩小

【注意事项】

TPS 设计穿刺途径应避开重要血管、神经、淋巴引流区。粒子分布要求均匀，辐射面应覆盖胰腺肿瘤病灶功能范围。必要时行 PET-CT 扫描，进一步了解粒子辐射分布是否符合 TPS 设计。如病灶存在辐射冷区，可两周后补充植入粒子。

三、肺癌综合介入治疗术

原发性支气管肺癌（primary hronchogenic carinoma）简称肺癌（lung cancer）是呼吸系统最常见的恶性肿瘤。传统治疗方法有手术切除、放疗、化疗等。介入治疗方法包括支气管动脉灌注术联合栓塞术、射频消融术、放射性粒子植入术、生物基因相结合的综合治疗模式，在延长生存时间、缓解疼痛、提高生存质量等方面展示出其独特的优势，而得到临床广泛应用。

（一）支气管动脉灌注栓塞术

【适应证】

1. 中晚期肺癌失去手术机会或拒绝手术的患者。
2. 术前辅助治疗有效降低肺癌的分期，提高手术切除率。
3. 肺癌手术未能完全切除者。
4. 与放疗或化疗灌注联合治疗。

【禁忌证】

1. 同常规血管造影的禁忌证。
2. 支气管动脉与脊髓动脉共干。
3. 肺癌伴全身骨质广泛转移有截瘫倾向者。

【设备与器材】

1. **导向设备** DSA。
2. **器材** 常规血管造影器材。
3. **化疗药物** 顺氯氨铂（DDP）30～120mg、丝裂霉素 C（MMC）10～14mg、5-氟尿嘧啶（5-FU）1000～1500mg、环磷酰胺（CTX）300～100mg、多柔比星（ADM）30～60mg、甲氨蝶呤（MTX）、VP-16（足叶乙苷）、长春瑞宾 20～40mg、阿霉素 20～40mg及粒子植入系统等。

【操作步骤】

1. **血管造影诊断** 采用 Seldinger 技术经股动脉插管，置入 5F 导管鞘，将 5F Cobra 导管送至 T_5/T_6 平面（贴近气管隆突水平）上下滑动，不断调整导管尖端使之指向所需选择的支气管动脉开口，当导管进入靶动脉后，推注稀释的碘海醇（300mgI/ml）1～2ml，反复"冒烟"，再次证实导管尖端已进入支气管动脉，继续注入 3～8ml 的碘海醇，行支气管动脉造影，了解肿瘤供血动脉位置、走行、血供及侧支循环等情况，有无脊髓动脉和活动性出血。

2. **化疗药物的选择** 根据支气管镜、肺穿刺活检或痰细胞检查的病理诊断结果进行选择。鳞癌：DDP+MMC+CTX 和 ADM+MMC+5-FU 和 DDP+MMC+eADM 方案等。小细胞肺癌：DDP、VP-16（足叶乙苷）、5-FU、CTX；腺癌：MMC+THP+DDP+长春花碱酰胺；大细胞癌：异环磷酰胺、ADM。常选用 2～3 种药物联合应用。

3. **化疗药物灌注** 选择支气管动脉或肺动脉灌注，取决于肿瘤的供血来源，对于由支气管动脉和肺动脉双重供血的癌肿，则采用支气管与肺动脉双介入灌注。具体步骤先将导管插入靶血管内，注入止吐药和地塞米松 5～10mg 后，用 2～3 种抗癌药物分别与一定比例的生理盐水逐一稀释后，按 1.5～2.0ml/s 速率，在 30 分钟内注完，如患者嗅到药物气味，证实药物已进入支气管动脉。如肿瘤由多支动脉供血，应按肿瘤动脉的供血范围区域的大小，按比例分配诸支进行药物灌注。再次化疗灌注的时间间隔以 3～4 周为宜，可根据患者对药物反应和疗效情况予以调整。

4. 释放栓塞剂　导管尖端插入靶血管内注入对比剂造影，反复"冒烟"确认无反流、无脊髓动脉显影，在透视监视下缓慢释放栓塞剂，当血流明显减低时即停止栓塞，并后撤导管至支气管开口，5～10 分钟后行支气管动脉造影，观察栓塞效果，达到预期栓塞效果（图 3-54）。撤出导管，穿刺口加压、止血、包扎。

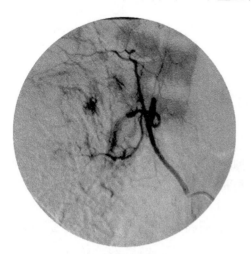
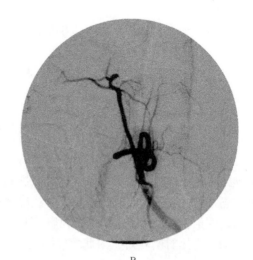

A

B

图 3-54　右上肺癌化疗栓塞术前术后 DSA 表现

A. 支气管动脉造影显示肿瘤血管和染色；B. 化疗栓塞后 DSA 造影复查，显示肿瘤供血血管闭塞

（二）经皮穿刺肺癌射频消融治疗术（图 3-55）

详见第二章、第六节（三、消融术）。

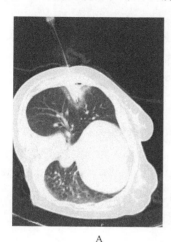
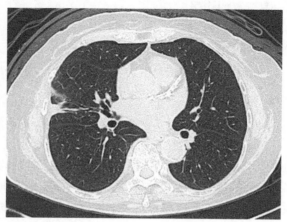

A

B

图 3-55　右肺腺癌射频消融治疗术

A. 射频消融治疗术中；B. 术后 CT 复查肿瘤明显缩小

【并发症】

严重的并发症为高浓度的对比剂或栓塞剂误入脊髓动脉造成脊髓损伤、引起横断性截瘫、横断性脊髓炎，感觉障碍、尿潴留。一旦发生脊髓损伤，可作腰椎穿刺以等渗盐水置换脑脊液，每隔 5 分钟换 10ml，总量为 200ml，并用血管扩张剂如罂粟碱、烟酰胺与低分子右旋糖酐、丹参等改善脊髓血循环，应用地塞米松和甘露醇，减轻脊髓水肿。其他由于误栓导致小肠坏死等。

【注意事项】

1. 释放栓塞剂时确保导管尖端稳固在靶血管内，推注栓塞剂压力要低、速率要慢，避免返流发生。

2. 支气管与脊髓共干时，应采用微导管超选择插管避开脊髓动脉栓塞，否则应视为禁忌证。

3. 凡参与肿瘤供血支气管动脉都需逐一进行栓塞。

其他内容详见第二章、第六节（三）消融术。

（三）支气管动脉灌注（BAI）联合人体 P53 腺病毒基因治疗

一般认为癌变的基础是基因的异常改变，抑癌基因的缺失或突变，以及癌基因的激活是导致肺癌发生的主要原因。人体 P53 腺病毒基因是迄今发现与人类肿瘤相关性最高的一种抑癌基因。在 CT 或超声引导下，经皮细针刺入肿瘤内用 P53 腺病毒注射液稀释后行瘤内多点注射，多适用于体积较大肿瘤，对于较小的肿瘤和弥漫性肿瘤可经支气管动脉灌注，由于药物作用时间较短，因此疗效稍差。

（四）BAI 联合其他治疗

1. 联合 ^{125}I 粒子植入、消融进行原位灭活肿瘤细胞，提高治疗效果。

2. 手术治疗前支气管动脉灌注有助于提高切除率。

3. BAI 联合化疗，外放疗后行 BAI，能明显提高疗效，缓解症状。

4. BAI 联合口服靶向药物治疗，应用口服易瑞沙特罗凯治疗具有明显效果，特别适用于晚期全身转移的病例。

（蒋　蕾　李敬哲　范　勇）

第七节　肿瘤样病变的介入治疗

一、经皮穿刺肝囊肿抽吸硬化术

随着医学影像检查技术的应用日益广泛，肝囊肿的检出率明显增高，各种穿刺技术日臻完善，穿刺的目的也由诊断向治疗转变，被经皮穿刺硬化术具有微创、操作简便、见效快、并发症低，目前已取代外科手术成为治疗肝囊肿的首选方法。

【适应证】

1. 直径＞5cm 的有症状的单纯性肝囊肿，如黄疸等。

2. 严重的多囊肝导致肝功能受损。

3. 拒绝手术治疗的肝囊肿患者。

【禁忌证】

1. 不可纠正的凝血功能障碍者。

2. 酒精过敏者。

3. 囊肿与胆道有交通者。

4. 寄生虫性囊肿。

5. 严重肝功能损害。

【设备与器材】

1. 设备 超声或 CT。

2. 器材 穿刺针（16～18G 带芯的套管针）（图 3-56）、引流导管（8～10F）；超声探头无菌保护套、引流袋、0.9% 氯化钠、2% 利多卡因、无水乙醇等。

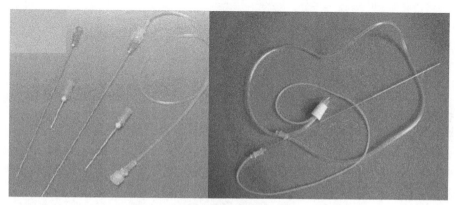

图 3-56 套管针

【操作步骤】

1. 选择穿刺路径 超声（或 CT）确定囊肿的部位、大小及邻近血管、脏器关系。测量进针角度和深度，并在体表穿刺点用甲紫标记。

2. 穿刺囊腔 穿刺点消毒、局部麻醉至肝脏被膜、铺无菌巾，在 CT 引导下按预定穿刺路径，将带侧孔的套管针刺入囊肿，撤出针芯。

3. 抽出囊液 用注射器抽出全部囊液并计量，并将取出囊液做细胞学检查。然后注入适量 30% 泛影葡胺充盈囊腔，确认囊腔不与胆囊、胆管相通后，随之将囊内对比剂完全抽出，为减轻疼痛，可先注入适量的利多卡因。如疑有感染者也可先注入庆大霉素 8 万 U 与生理盐水 100ml 冲洗。

4. 注入无水乙醇 注入无水乙醇前可注入适量利多卡因，以减轻疼痛。量为抽出囊液量的 1/3～1/2 为宜，不断变换体位，使乙醇充分均匀地涂附于囊腔壁，留置 5～10 分钟后，由近至远依次抽出并计量。根据情况确定留置导管时间，术后 CT 扫描观察有无并发症发生，加压、包扎穿刺口。监视心律、血压、呼吸等生命体征。肝囊肿的硬化治疗术后 3 个月、6 个月、12 个月定期超声复查。囊肿一般在 3～12 个月内闭塞（图 3-57）。

【并发症】

1. 囊内出血。

2. 感染。

3. 腹部疼痛。

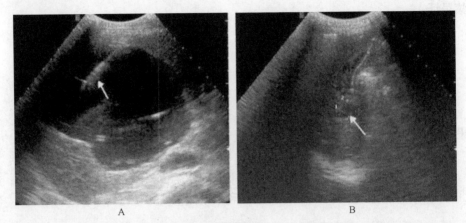

图 3-57　肝囊肿抽吸硬化术前、术后超声表现

A. 肝囊肿治疗前超声表现；B. 抽吸硬化治疗术后 3 个月复查囊腔明显缩小

二、经皮穿刺肾囊肿抽吸与硬化术

肾囊肿可分为先天性和获得性囊肿，可单发或多发。根据发生部位又可分为肾皮质囊肿、髓质囊肿、肾实质外囊肿（如肾盂旁囊肿）。较大的囊肿不仅压迫肾实质，还可造成肾盂积水，继发感染。既往以手术治疗为主。经皮穿刺抽吸与硬化剂治疗术，凭借创伤小、疗效显著、并发症低等优点逐渐成为治疗肾囊肿的另一种重要手段。

【适应证】

1. 影像学检查尚不能明确诊断的囊性病变。

2. 有症状性囊肿（压迫临近脏器、出血、感染等）。

3. 拒绝手术者。

【禁忌证】

1. 严重出血倾向者。

2. 肾功能衰竭。

3. 寄生虫囊肿。

4. 囊肿合并钙乳症。

【设备与器材】

1. 设备　超声

2. 器材　穿刺针（16～20G 带芯的套管针）、猪尾巴引流导管（8～10F）；探头无菌保护套、引流袋、生理盐水、2% 利多卡因、无水乙醇、鱼肝油酸钠、四环素等。

【操作步骤】

1. 选择穿刺路径　常规超声检查确定囊肿位置、大小与相邻血管关系、测量穿刺点至病灶中心的最短距离及穿刺角度，确定最佳进针路径并用色笔标记穿刺点。

2. 穿刺囊肿　穿刺点常规皮肤消毒、局麻、铺无菌巾，超声无菌探头保护套探头。按预设进针路径图，在超声引导下，令患者屏住呼吸状态下，将穿刺针刺入囊内。

3. 注入无水乙醇　撤出针芯，连接注射器抽尽囊液并计量，将囊液送实验室检查。注入适量稀释对比剂造影，了解囊腔形态、大小及轮廓，无对比剂外溢征象后，用生理盐水冲洗囊腔后并抽出。为减轻疼痛可先注入适量的利多卡因，然后缓慢向囊内注入无水乙醇（用量以抽出囊液总量的 25% 计算）保留 3~5 分钟后，抽出囊腔内的全部无水乙醇，术后超声复检（图 3-58），观察疗效。如效果不满意可重复操作 3 次。达到预期效果，撤出穿刺针，穿刺点加压、止血包扎。

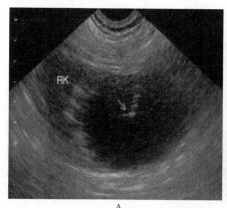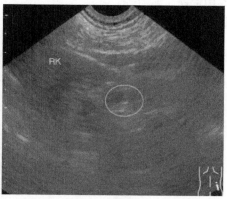

图 3-58　肾囊肿穿刺抽吸硬化术前术后超声表现

A. 囊肿治疗前；B. 硬化治疗 2 个月后超声复查，囊腔明显缩小

【并发症】

1. 血尿。

2. 感染。

3. 腹部疼痛。

第八节　脊椎与腰椎椎间盘突出的介入治疗

一、椎体成形术

经皮椎体成形术（percutaneous certbroplasty，PVP）是在透视监视下，经皮穿刺向病变椎体内注入凝固剂（PMMA），从而达到加固脊柱的稳定性，增加椎体的抗压性、减轻疼痛、延缓病变进展为目的的一种治疗技术。

【适应证】

1. 椎体良、恶性病变所引起的剧烈疼痛，保守治疗无效。

2. 无症状性椎体溶骨性破坏，预防椎体塌陷治疗。

3. 各种原因所致的椎体压缩、塌陷的治疗。

【禁忌证】

1. 难以纠正的凝血机制障碍。

2. 椎体压缩程度超过 75% 者。

3. 椎体结核、化脓性脊柱炎。

4. 骨水泥过敏。

5. 已明确诊断的椎体血管瘤。

6. 肿瘤已侵及椎管。

【设备与器材】

1. 设备 C型臂X线机。

2. 器材 骨穿刺针(10~13G,长度为10~15cm)斜面或三棱骨穿刺针、骨水泥及1~3ml的专用带锁注射器等。

【操作步骤】

1. 穿刺路径选择 术前详细分析相关影像学检查资料,确定责任椎体、评估椎体成形术可行性。选择穿刺路径。一般颈椎取仰卧位,经椎体前侧方穿刺进入;胸腰椎则取俯卧位,经椎弓根穿刺入路。

2. 椎体穿刺活检 对于原发或转移性肿瘤性原发病灶诊断不明时,一般在注入骨水泥前应先进行椎体活检,疑为血管瘤者,一般不主张活检。

3. 骨水泥的调制比例与用量 将粉剂甲基丙烯酸树脂多聚体与液态甲基丙烯酸树脂单体按1:1~4:1的比例(如粉液比例为1:1时,则在不影响抗压强度的基础上,可有足够时间注入较多的PMMA,但易引起渗漏;如粉、液比例为4:1时,可注射PMMA预留时间短,但不易渗漏。)于干燥无菌的器皿中混合,均匀搅拌成糊状,吸入数支1~3ml注射器中。骨水泥注入最佳时期是稀薄期和粘稠期,一般单个椎体骨水泥注射量2~15ml,颈椎平均为2.5ml;胸椎平均量为5.5ml;腰椎平均量为7.0ml。

4. 骨水泥灌注 采用与机体正中矢状面呈45°~65°椎弓根入路,穿刺点选择与棘突旁开2~3cm处。常规消毒、铺巾、局麻,在正位透视下,适当倾斜C臂,使球管中心线与椎间孔垂直。对于弥漫性病变,针尖刺入椎体前1/3上部或下部,避免位于椎体中区,以防止骨水泥进入椎体引流血管。对于局灶性性病变,针尖应位于病灶中心。确认穿刺针刺入预定位置后,在透视监视下,缓慢注射并观察骨水泥在椎体内灌注分布(图3-59)。当骨水泥抵达椎体后缘或椎旁静脉显影时,应立即停止注射,避免进入椎管导致并发症发生。术毕,将穿刺针退至骨皮质,插入针芯,旋转拔针,在骨水泥凝固前撤出。如骨水泥填充不到椎体的50%,用同样方法进行椎体对侧骨水泥灌注,直至满意为止。手术结束,穿刺点包扎。术后2~4天内可服用类固醇或非类固醇类消炎药。

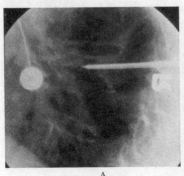
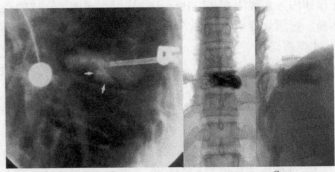

图 3-59 经皮椎体成形术前、术后 X 线表现

A. 在透视监视下穿刺针刺入塌陷椎体下半部;B. 在透视监视下侧位推注骨水泥;C. 骨水泥注入术后 X 线片显示椎体塌陷得到明显改善

【注意事项】

1. 骨水泥一般凝固时间为 6~7 分钟，操作要精准，应在凝固前迅速拔针，以免发生 PMMA 与针黏固。

2. 骨穿刺针较粗，无论进针或退针应旋转操作，避免造成椎体的损伤。

3. 在治疗过程中，应密切观察患者，如发现神经刺激症状，应停止操作。

【并发症】

1. 疼痛。

2. 神经功能障碍。

3. 炎性反应。

二、经皮穿刺腰椎间盘切吸术

腰椎间盘突出症（lumbar disc herniation, LDH）是最常见的退行性病变，主要的病理改变为腰椎间盘的髓核破出纤维环呈移动状态，突出的髓核压迫硬膜囊和神经根而引起肢体疼痛不适。椎间盘突出症治疗方法有多种，目前最常用的治疗方法是经皮穿刺腰椎间盘切吸术（percutaneous lumbar discectomy, PLD），通过切吸椎间盘中尚未突出的髓核，减低盘内压力，从而达到缓解对神经根的压迫和解除症状的一种微创技术（图 3-60）。

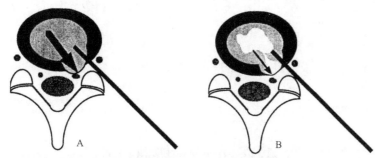

图 3-60 经皮穿刺腰椎间盘摘除术的机制示意图

A. 减压前突出髓核组织压迫神经根；B. 减压后摘除部分髓核组织，神经根压力缓解

【适应证】

1. 持续性腰腿痛、跛行、感觉异常。

2. 有脊神经受压的阳性体征，如直腿抬高试验阳性等。

3. 保守治疗 2 个月以上无效或反复发作者。

4. 经 MRI 或 CT 检查确诊为单纯性椎间盘突出。

【禁忌证】

1. 髓核游离于椎管内。

2. 突出的椎间盘已钙化。

3. 合并椎管狭窄、侧隐窝狭窄者。

4. 腰椎不稳或椎体滑脱。

5. 凝血机制障碍者。

【设备与器材】

1. 设备 CT 或 DSA。

2. 器材 钳夹式椎间盘摘除器、电动椎间盘切割摘除器、椎间盘穿刺器材等（图 3-61，图 3-62）。所有器械必须经高温高压消毒，严禁仅用消毒液浸泡消毒法。

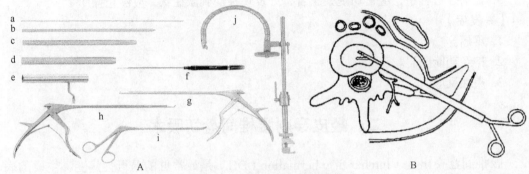

图 3-61 钳取式椎间盘摘除器

A. 常用手术器械；B. 髓核钳工作状态

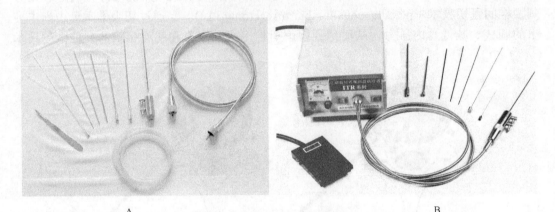

图 3-62 电动椎间盘切割摘除装置

A. 抽吸针；B. 动力传动装置

（1）钳夹式椎间盘摘除器：器械主要由穿刺定位针、系列扩张套管、环锯、髓核钳四部分组成。其优点是结构简单无需特殊器械，缺点是管径过粗、创伤大、术中出血量较大、术后感染率较高，因此，目前使用者较少。

（2）电动椎间盘切割摘除器：该类器械主要由带芯长穿刺细针、系列扩张套管、纤维环锯、自动摘除器、动力传动系统、负压吸引装置等六部分组成。

【操作步骤】

1. 穿刺路径选择 从侧后方入路穿刺，选择经上关节突、脊神经根和椎体上缘三者构建的"安全三角区"的穿刺路径进入椎间盘。以 L_4/L_5 为例，抵达髓核中心的穿刺途径为皮肤-筋膜-骶脊肌-腰方肌-腰大肌-椎间盘（图 3-63）。

2. 穿刺定位 腰椎间盘穿刺参数测量是在 CT 轴位图像上进行的。以藤氏椎间盘穿刺参数测量方法为例：以髓核中心 0 点（即椎间盘中后 1/3 处）与上关节突外侧缘之间画一连线并延长至腰背部皮肤，与之相交点 B 即为穿刺点。穿刺通道 0-B 与脊柱冠状面成角 α

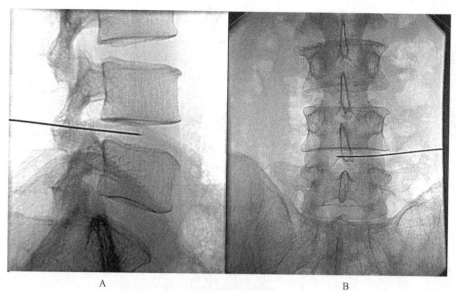

图 3-63　正确的穿刺途径

A. 正位穿刺针尖位于椎间隙中心；B. 针尖在侧位位于椎间隙中心

即为穿刺角度。A-B 为穿刺点距脊柱中线距离（图 3-64）。穿刺点的正确选择和进针角度的大小相互影响，穿刺点距中线太近，进针角度较大则受上关节突阻挡；穿刺点距中线过远，进针角度过小则可能损伤后腹膜和腹腔内脏器。

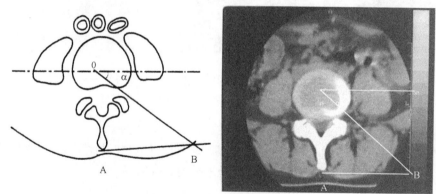

图 3-64　经皮腰椎间盘穿刺参数测量图

A. 棘突在背部皮肤上的投影；B. 穿刺点；α. 穿刺途径与腰椎冠状面夹角；0. 髓核中心

3. 髓核切吸术　患者取侧卧位，患侧朝上，穿刺点一般选在脊柱中线旁开 8～12cm 为宜，进针角度 45°左右。穿刺部位消毒、铺巾、局麻后，用刀尖在穿刺点挑开小的横切口，在透视监视下将穿刺针刺入病变椎间盘，调整针尖位于椎间盘中后 1/3 处，退出针芯，行髓核造影证实，穿刺针尖位置准确无误后，沿穿刺针引入套管针，由细渐粗进行针道扩张。固定外套管，撤出内套管及穿刺针。沿外套管送入小型环锯，切割纤维环（即纤维环"开窗"）。撤出环锯，置换髓核钳，钳取髓核组织（图 3-65）。最后置入套管式切割器，连接冲洗液和负压吸引器，进行冲洗切割，直至髓核组织完全吸出为止（图 3-66）。沿套管注入庆大霉素 16 万 U，撤出套管，针道加压、止血、包扎。

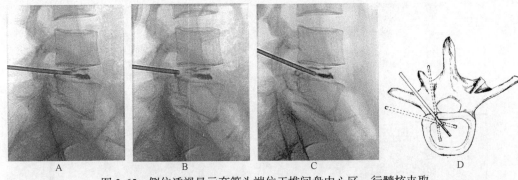

图 3-65　侧位透视显示套管头端位于椎间盘中心区，行髓核夹取

A、B、C. 示套管扩张通道，扇形切割髓核；D. 示意图

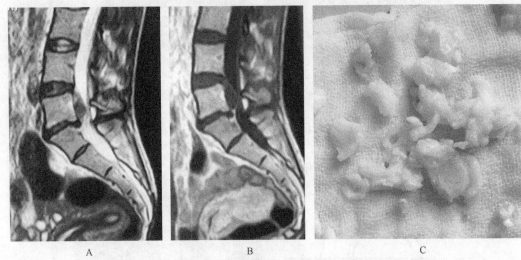

图 3-66　女性，32 岁，左下肢困痛、麻木不适半月余，MRI 表现

A、B. T_1WI、T_2WI 图像显示 L_4/L_5 椎间盘突出，至腰骶段椎管狭窄，硬膜囊及神经根受压；C. 术中取出的椎间盘碎片

【并发症】

与椎间盘外科手术相比，PLD 术的并发症率极低，严重并发症更少。迄今，文献报道有关 PLD 术的并发症包括：血管损伤、神经根损伤、椎间盘炎等。

（范　勇）

【思考题】

1. 脑动静脉畸形栓塞术有哪些禁忌证。
2. 简述脑动脉瘤栓塞术的适应证。
3. 简述支气管动脉栓塞术的适应证。
4. 简述支气管支架植入术的操作步骤。
5. 简述子宫肌瘤动脉栓塞术的操作要点？
6. 简述肺栓塞溶栓术的适应证。
7. 消化道大出血栓塞治疗的适应证。
8. 简述经导管动脉内溶栓的适应证和禁忌证。
9. 简述妇产科大出血栓塞治疗的适应证。

10. 如何判断脾动脉栓塞范围？脾动脉栓塞方法有哪几种？
11. 简述输卵管再通术的操作适应证与操作步骤。
12. 肾动脉经皮成形术有哪些适应证？
13. 简述溶栓的治疗的机制。
14. 非血管腔狭窄常用的介入技术有哪些？并分别简述其原理。
15. 何谓 TIPS？简述其基本原理。
16. 简述输卵管再通术的操作步骤。
17. 二尖瓣狭窄成形术的机制是什么？
18. 简述主动脉夹层覆膜支架植入术的适应证。
19. 简述房间隔缺损操作过程。
20. 经皮肝穿胆道外引流术的适应证有哪些？
21. 冠状动脉成形术如何选择球囊导管？
22. 动脉导管未闭栓塞术有哪些适应证？
23. 简述化疗栓塞灌注术有哪些禁忌证？
24. 选择抗癌药物的基本原则有哪些？
25. 肝癌综合介入治疗的方法有哪些？
26. 简述胰腺癌粒子植入术的适应证。
27. 简述经皮椎体成形术适应证。
28. 简述经皮穿刺切吸治疗椎间盘突出症的适应证。
29. 简述肝囊肿穿刺引流硬化术的步骤。
30. 简述肾囊肿介入治疗适应证。

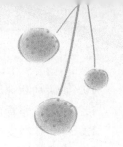

第四章　介入诊断学

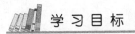

学习目标

1. 了解　经皮穿刺活检术的操作步骤。
2. 熟悉　良、恶性肿瘤 DSA 表现。
3. 掌握　经皮穿刺活检术的适应证与禁忌证。

介入放射学是在经皮穿刺血管造影（percutaneous puncture）的基础上发展起来的一门新兴临床学科。经皮穿刺术是当今所有介入放射学技术操作的基础。同样，经皮穿刺活检与血管造影诊断，都需要首先经皮穿刺建立"介入"到体内的通道才能实施下一步操作，包括通过穿刺病变来获取组织学、细胞学、靶血管和血液生化学信息；通过经皮穿刺血管造影了解病变的部位、性质、形态、大小、血供及血液动力学的变化特征，为下一步的治疗提供诊断依据。本章重点介绍以介入性诊断为目的的经皮穿刺与血管造影技术。

第一节　经皮穿刺活检术

经皮穿刺活检术是非血管介入技术中的重要部分，一些通过影像学难以明确性质的病变，通过经皮穿刺活检获取细胞学、组织学标本，进一步作出定性诊断和鉴别诊断的技术。本节将分别介绍 CT 引导下经皮肺穿刺活检术、超声引导下肝脏活检术、超声引导下前列腺活检术的在临床中的应用。

一、经皮活检器械与设备

【经皮活检器械】
根据穿刺针的用途不同可分为以下几种。

1. 抽吸针　主要用于软组织肿块（淋巴结、肝脏、肺、胰腺、腹膜后等部位）的抽吸活检，也可用于抽吸脓液或囊液、硬化治疗、椎间盘消融等。常用的有千叶针（Chiba 针）、Turner 针等。多呈针芯斜套式，针尖为斜面，穿刺进针时针芯、针套不分离，刺入靶区后，撤出针芯进行抽吸活检。该针为金属制品，均有一定的韧性，临床常用的型号多为 18～22G。

2. 切割针　切割针由针芯和针鞘组成，如 Tru-cut 针和 Franseen 针内芯前端设计为 1～2cm 的凹槽，内径 14～22G，长度 6～20cm；Ackmann 环钻针外鞘内径 12G，前端呈锯齿状结构与 12G 内针匹配使用，适用于钻取病灶组织或骨性病变，可获取 1.5mm 大小的病灶标本。

3. 自动活检枪（automated biopsy gun）　又称为自动真空切割活检枪。1982 年Lindgren 首先报道，实为共轴切割针的再更新，该针使用弹簧装置，在激发扳机后，切割针弹射进入病灶内获取组织材料。如 Bard 公司的 Biopsy gun、Cook 公司的 Quickcore biopsygun 等。一般槽口可调节为两种长度，如 10mm 和 20mm，针长短不一（5～20cm），均借助外套管的作用，将组织切割在针内的标准槽口内。

【穿刺引导设备】
常用影像监视设备有 X 线透视、超声、CT 等。而导向设备的选择，与操作者的习惯、病变的部位、大小、深度、范围和患者的经济能力有关，需要综合选择。

二、CT 引导下经皮肺穿刺活检术

CT 引导下经皮肺穿刺活检术（CT-guided percutaneous lung biopsy，CT-GPLB），主要用于肺内孤立性或弥漫性病变的定性诊断和鉴别诊断。

【适应证】

1. 肺孤立性结节定性诊断、组织学分型。
2. 已知为肺恶性肿瘤，需明确组织学类型，为化疗、放疗或手术治疗提供依据。
3. 肺内多发结节的鉴别诊断。
4. 肺实病变的诊断与鉴别。

【禁忌证】

1. 严重的心、肺功能障碍。
2. 不能纠正的凝血机制障碍者。
3. 穿刺针路径上存在不能避让的肺大疱、囊肿、血管性病变。

【设备与器材】

1. 设备 CT

2. 器材 细胞学活检针（20～25G 抽吸针）、切割针（20～22G、14～18G）、自动活检枪、体表金属标尺或栅格定位标记（或可用废弃的血管造影导管冲洗干净消毒后，截成 10mm 长的节段，15～20 个按 10mm 间隔固定在胶布上即可）等。

【操作步骤】

1. 穿刺定位 术前仔细分析患者的胸部 X 线片或 CT 图片等影像资料，选择最佳进针路径。将自制不透 X 线栅格用胶布固定于病灶对应体表处，行 CT 薄层（非螺旋）扫描，选择最佳层面，测量穿刺点与病灶间的最短距离，确定穿刺点、进针方向和角度（图 4-1），穿刺点，用甲紫标记。

2. 穿刺方法 穿刺部位常规消毒、铺巾、局麻。嘱病人平静呼吸，肌肉放松，不必屏气，若屏气后突然呼吸，易使穿刺针伤及肺组织。按预设的进针路径穿刺，针刺入一定深度后，再次 CT 扫描了解针尖与病灶之间的关系，如针尖偏离扫描层面或针尖方向有偏差，需及时调整穿刺针方向后再穿刺，直至达到预期穿刺目标。

3. 抽吸活检 在影像设备的监视下，确认穿刺针刺入病灶内后，抽出针芯，连接上 10ml 注射器，在负压状态下将穿刺针推进和后撤作旋转抽吸 2～3 次，以利于病变组织或细胞吸入针芯内（图 4-2、图 4-3）。在抽吸结束的拔针过程中，仍需保持注射器与针腔内的负压状态，不能再继续抽拉注射器。以防止针腔内的标本吸入注射器筒内，造成涂片困难。

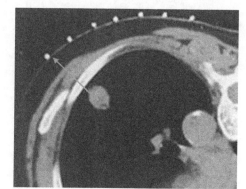

图 4-1　模拟进针路径

根据 CT 图像，在监视器上模拟最佳进针路径，并测量进针深度、角度

4. 切割活检（图 4-4） 切割活检较单纯抽吸获取的组织学标本量大，其检测的敏感

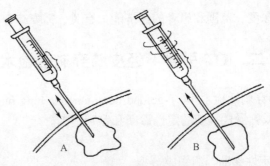

图 4-2　抽吸活检示意图

A. 穿刺病灶；B. 进针至病灶

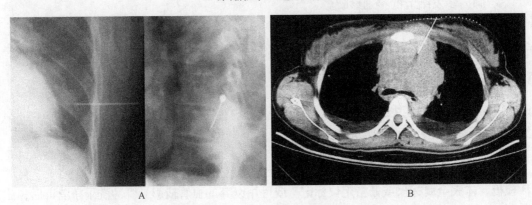

图 4-3　经皮穿刺活检术

A. 胸部正侧位片示穿刺刺入病灶；B.CT 轴位示穿刺针刺入前纵隔肿瘤内

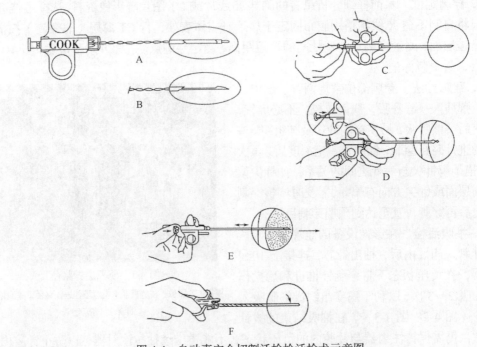

图 4-4　自动真空全切割活检枪活检术示意图

A. 活检枪正面；B. 活检枪侧面；C. 后拉活栓、锁定弹簧；D. 针尖退至套管内；E. 退出内套针槽，扣动扳机切割组织；F. 拔出活检针

性与特异性明显优于细胞学诊断，方法步骤与抽吸活检类同。将切割活检针刺入病灶后，向前推进切割针针芯，保持针芯深度不变，将针芯旋转 30°～90°，然后向前推动切割针的套管跟进，在套管前行中，即将沟槽内的组织切割下，封存在套管与针芯槽口内。自动活检针切割组织的原理与此类周。

5. 标本的处理　正确处理标本是经皮活检成功与否的关键环节之一。使用无菌注射针针头从刻痕内取下标本，细胞学标本迅速涂片后用 95% 的乙醇固定后送细胞学检查。组织块则放入含有 10% 甲醛溶液的试管内固定后送病理组织学检查。对临床或影像学怀疑细菌感染者则对标本做细菌培养及药敏试验。

【并发症】

1. 气胸。
2. 咯血。
3. 胸痛、发热等。

三、超声引导下肝脏活检术

在超声动态实时监视下，采用活检针或活检枪穿刺肝脏病变组织，进行细胞学或免疫组织生化检验的一种介入操作技术。主要应用于肝脏弥漫性病变、肿瘤、肝移植等疾病的诊断与鉴别。与 CT 引导下的肝活检术相比，超声导向具有定位准确、安全、简捷、廉价、无辐射等诸多优点。

【适应证】

1. 明确肝内肿块的性质和组织学类型。
2. 为多种肝病的病因学提供诊断依据。如病毒性肝炎、酒精性肝病、肝硬化、血色病、先天性纤维化、Wilson 病、糖原累积病和淀粉样变等。
3. 进行诊断性治疗。

【禁忌证】

1. 不可纠正的凝血机制障碍。
2. 肝包虫病或肝血管瘤者。
3. 充血性肝肿大者。
4. 严重心、肺、肾功能衰竭者。

【设备与器材】

1. 设备　超声、灭菌超声探头。

2. 器材　穿刺活检针（14～22G）、自动活检枪。

【操作步骤】

1. 选择进针路径　术前仔细分析超声或 CT 图像等影像学资料，选择穿刺部位，确认最佳进针路径及角度，并用甲紫标记穿刺点。

2. 穿刺活检术　穿刺部位常规消毒、局麻、铺巾，穿刺点先用手术刀尖挑开 2mm 小口，以利于穿刺针刺入。嘱患者平静呼吸，按预定的穿刺路径图，在灭菌超声探头引导下将 18G 针迅速刺入病灶后，撤出针芯，连接上注射器，抽提针栓造成负压后，进行旋转抽吸。抽吸结束后，在负压状态下穿刺针连同注射器一起快速拔出。如选用活检枪切割时进针速度极快，能最大限度避免被切割组织的损伤。

3. 标本的处理　与肺穿刺活检相同。

【并发症】

主要的并发症有针道出血、内出血、局部疼痛、气胸、胸膜性休克或胆汁性腹膜炎等。

四、超声引导下前列腺活检术

前列腺增生（benign prostate hyperplasia，BPH）和前列腺癌（prostate cancer，PCA）是老年男性最常见的疾病之一。前列腺病变的检查方法有多种，如影像学检查、直肠指诊、前列腺特异性抗原（PSA）检测等，都难以对二者的鉴别作出正确的结论。在超声引导下，通过穿刺前列腺活检取得细胞学、组织学资料，然后进一步作出定性诊断，对治疗方案的选择，观察疗效，判断预后等方法具有重要意义。

【适应证】

1. 明确前列腺肿块性质与组织学类型。

2. 异常的血清指数，PSA 异常或前列腺酸性磷酸酶超过正常值。

【禁忌证】

1. 凝血功能障碍。

2. 前列腺炎急性期。

【设备与器材】

1. 设备　超声、针槽活检超声探头。

2. 器材　Tvu-cut 针（18～20G）、自动活检枪。

【操作步骤】

1. 选择穿刺路径　前列腺穿刺方式有多种，如经直肠入路等。

2. 穿刺活检术　患者取侧卧位或截石位、胸膝位，会阴部消毒、铺巾、局麻后，在超声探头的引导下，将活检针经直肠前壁后刺入靶区，向前推进活检针，保持针芯深度不变，旋转针芯，有助于病变组织进入针芯凹槽内，然后向前推进切割针针套，取材成功后拔出活检针，将针槽内病变组织置入装有甲醛溶液的标本瓶中，编号并标明穿刺部位，送病理检查。

【并发症】

1. 感染　经直肠活检者易感染，在术前术后需预防性使用抗生素 2～5 天。

2. 出血　经直肠活检术后出现血尿者占 37%，便中带血 9.49%，精血 5.0%。经肛旁途径出现血尿 2%。术后用止血药物，嘱患者大量饮水，需待尿液澄清后离院。

第二节　血管造影诊断

血管造影检查是目前公认血管性病变诊断的金标准。不仅可以清晰显示血管的解剖结构、准确判定病变血管的部位、数目、范围、程度及血液动力学的变化等特征，而且是进行介入性治疗（如药物灌注、栓塞或封堵术、血管或心脏瓣成形术等）的依据。介入治疗之后的血管造影又是评价介入治疗效果的客观指标之一。随着影像技术与设备的发展，CT血管造影（CT angiography，CTA），磁共振血管成像（magnetic resonance angiography，MRA）等技术进一步拓宽了的血管疾病诊断的临床应用范围。本节主要介绍血管造影常见血管病变的基本征象。

一、常见良性血管性病变造影表现

常见良性血管病变的造影表现包括：血管狭窄或闭塞、迂曲扩张、破裂或出血、血管畸形和血管瘤等。

（一）血管的形态异常

1. 血管腔狭窄或闭塞（图 4-5） 血管造影可明确管腔缩窄（图 4-6）部位、形态、范围和程度，迂曲扩张及侧支循环等征象。常见于动脉粥样硬化、大动脉炎。

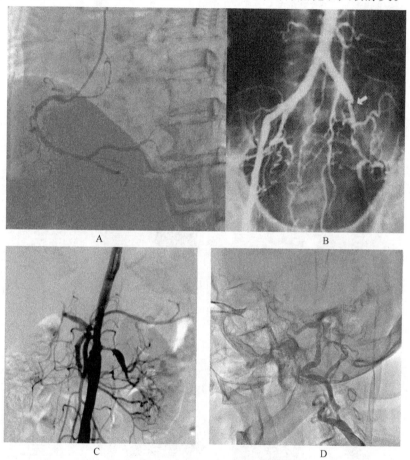

图 4-5 动脉粥样硬化狭窄的 DSA 造影表现

A. 右侧冠状动脉重度狭窄；B. 左侧髂外动脉始部重度狭窄；C. 左侧肾动脉开口部重度狭窄；D. 颈内动脉始部重度狭窄

2. 血管腔充盈缺损（图 4-6） 是血栓形成或栓子栓塞造成血管腔狭窄的典型表现（对比剂缺如）。

3. 动脉瘤

（1）真性动脉瘤（aneurysma verum）：动脉管腔的局部扩大，根据影像学特征可分为：真性、假性动脉瘤及夹层三种类型。其命名与载瘤血管相同，如发生在颈内动脉者，称之颈内动脉瘤。主要发生在动脉受血流冲击较大的血管分叉处。由瘤壁、瘤腔和瘤颈组成，瘤壁由血管内膜覆盖，瘤腔内有血流或附壁血栓，形态以球状或梭形（图 4-7）。真性动脉瘤多见于动脉粥样硬化和高血压。

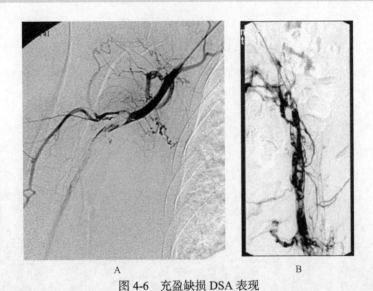

图 4-6　充盈缺损 DSA 表现

A. 肱动脉充盈缺损致管腔重度狭窄（急性血栓）；B. 下肢深静脉节段性充盈缺损致管腔串珠样中度狭窄（慢性血栓）

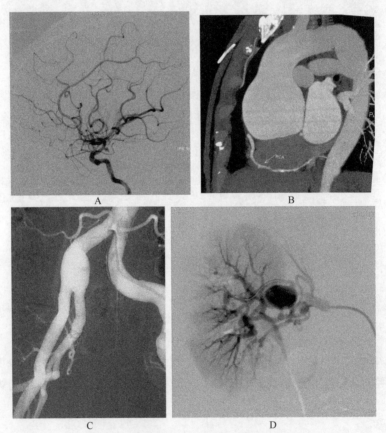

图 4-7　不同部位真性动脉瘤的影像学表现

A. 颈内动脉瘤 DSA 表现；B. 升主动脉瘤 CTA 重建图像；C. 髂外动脉始部动脉瘤 CTA 重建图像；D. 右侧肾动脉瘤 DSA 表现

（2）假性动脉瘤（aneurysma spurium）：假性动脉瘤是由动脉壁的破损，血液通过破裂口外溢形成的血栓被周围组织包绕而形成的。动脉造影显示与动脉相通的囊腔，其壁多不规则（图 4-8）。常见病因多与外伤、动脉溃疡等有关。

（3）夹层动脉瘤（aneurysma dissecans）：是各种原因引起的动脉中膜弹力纤维病变或发育缺陷造成主动脉壁的薄弱为基础，内膜撕裂，血流经内膜破口进入到内膜与中膜层，导致内膜与中膜之间剥离形成双腔主动脉。主动脉造影真假腔可同时显影，或假腔排空较真腔延迟，真腔近端与主动脉延续，真腔呈直型，假腔呈螺旋型，真腔在内、假腔在外，真腔小、假腔大（图4-9）。常见于动脉粥样硬化合并高血压和Marfan综合征等。

4. 静脉曲张　是由于各种原因引起的静脉回流受阻，长期过度充盈或瓣膜功能丧失而引起。静脉曲张血管造影表现为静脉增粗、迂曲，血流相对缓慢（图4-10）。常见于下肢和腹壁的浅静脉，也可以发生在体内的深静脉。常见于胃底、食管、精索和卵巢静脉。

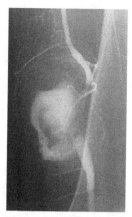

图4-8　下肢假性动脉瘤 DSA 表现

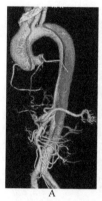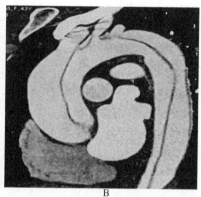

图4-9　De BakeyⅢ型主动脉夹层 CTA 重建图像

A. 主动脉夹层容积再现图像；B. 主动脉夹层曲面重建图像

5. 动静脉畸形　血管畸形是由于血管先天性发育异常而引起的一组疾病，由供血动脉、畸形的血管团和粗大的引流静脉三部分构成，以颅内、颜面部和四肢多见。造影表现为增粗的供血动脉，畸形血管团管腔粗细不一、排列紊乱，对比剂排空延迟、引流静脉扩张、提前显影（图4-11）。

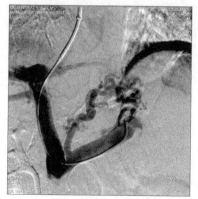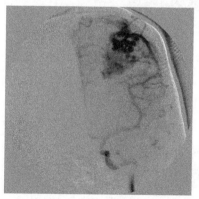

图4-10　穿刺门静脉造影显示胃底食管静脉曲张 DSA 表现

图4-11　脑 AVM 造影

1 支或多支增粗的供血动脉，成团畸形的血管、数支增粗的异常扩张的引流静脉

（二）血流动力学异常

1. 血流的方向异常　对比剂随血液通过异常的交通途径，出现早显影或再次显影。如血液左向右分流或右向左分流的先天性心脏病心内畸形、门静脉高压、动静脉瘘、大血管阻塞后侧支循环等。

2. 血流速度异常　血流速度减慢，表现为对比剂在局部或普遍的血管内排空时间延长。局部病变如远端血管重度狭窄或栓塞；器官内压增大，如颅内压增高、恶性肿瘤区染色、肝硬化；全身性病变，如各种原因引起的心输出量的减少、低血压状态。血流速度加快表现为对比剂在血管内被迅速稀释而变淡消失、静脉显影提前等。多见于心输出量增加的疾病，也见于动静脉异常通道、恶性肿瘤的静脉早期引流等。

二、常见恶性肿瘤血管造影表现

依据恶性肿瘤的血供、组织类型的不同，血管造影常见的表现主要有下列几种：

（一）肿瘤染色

血管造影实质期显示对比剂聚集或潴留在间质间隙和肿瘤血管内，密度增浓，勾画出肿瘤的边缘轮廓（图 4-12），称之肿瘤染色。其密度的浓淡与肿瘤的富血程度正比。Reuter和 Redman 认为造成此征象的原因，是由于对比剂聚集或滞留于间质间隙或肿瘤血管内所造成的。肿瘤染色的浓度与肿瘤的血供量的大小、有无坏死密切相关，而与肿瘤的大小则无关联。

（二）血管弧形推移

肿瘤挤压邻近的载瘤器官供血动脉及其分支发生弧形推移，呈"抱球状"环绕在瘤体周围（图 4-13）。易造成在选择性血管插管时产生困难。常见于较大的良、恶性肿瘤。

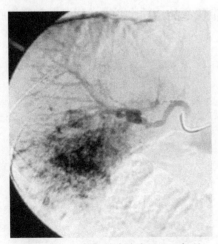

图 4-12　实质期肿瘤染色 DSA 表现

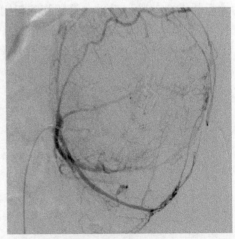

图 4-13　肾癌，肾动脉造影 DSA 示：供血动脉增粗、迂曲，动脉环绕（抱球征）

（三）肿瘤血管

动脉期显示扭曲、僵直、粗细不一、形态各异、排列紊乱的肿瘤血管呈簇状分布，是多数富血供恶性肿瘤最具特征性的表现之一（图4-14）。

（四）血管湖或血管池

动脉期显示对比剂呈湖泊状或水池样聚集（图4-15）。这种无规律性分布常不能持续显影达静脉期特征，有助与海绵状血管瘤之血管湖的鉴别。

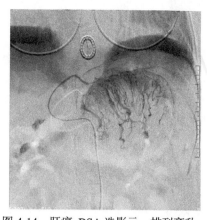

图4-14　肝癌 DSA 造影示：排列紊乱、粗细不一，新生紊乱的肿瘤血管

（五）静脉癌栓

血管造影示静脉内的条状或杯口状充盈缺损（图4-16），为瘤栓的特征性表现。

上述血管征象，为恶性肿瘤血管造影常见的基本征象，常为多个征象在同一病变中出现，随其病理类型的不同表现各异，分析和掌握血管的基本征象的病理基础，对病变的诊断与鉴别十分重要。

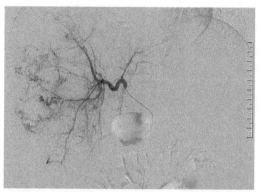

图4-15　肝癌动脉期 DSA 示：末端发出新生大量肿瘤血管和斑片状分布的血管湖

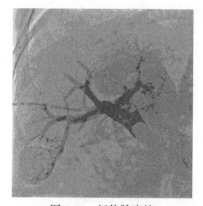

图4-16　门静脉瘤栓

（黄慧敏）

【思考题】

1. 何谓介入性穿刺诊疗技术？有哪些适应证？

2. 常用的经皮活检器材有哪些种类？

3 简述肺病变经皮穿刺活检的操作步骤。

4. 超声引导下经皮肝穿刺活检如何操作？

5. 简述血管造影在血管性介入诊疗术中的重要作用。

6. 简述良恶性病变的血管造影表现。

7. 简述超声引导下前列腺穿刺活检的临床意义。

8. 动脉瘤血管造影有哪些表现？

9. 肿瘤染色与肿瘤湖征象有何临床意义？

10. 常规血管造影应准备哪些物品和器械？

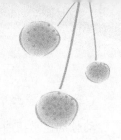

参 考 文 献

郭启勇. 2005. 介入放射学. 第 3 版. 北京：人民卫生出版社

郭启勇. 2010. 介入放射学. 北京：人民卫生出版社

郭曦，黄小勇，李彭等. 2014. 覆膜支架长段覆盖降主动脉实施腔内修复术对脊髓血供的影响. 中华胸心血管外科杂志，30

韩晓峰，黄小勇，郭曦等. 2013. 一体式分叉型覆膜支架在腹主动脉及髂动脉病变腔内治疗中的应用. 中华胸心血管外科杂志，29

韩新魏. 2013. 介入治疗临床应用与研究进展. 郑州：郑州大学出版社

胡建波，杨柳平，钟红等. 2003. 经直肠超声引导 13 点前列腺系统穿刺活检术 160 例报告. 中华泌尿外科杂志，24（2）

胡效坤. 2009. CT 介入治疗学. 北京：人民卫生出版社

刘作勤. 2009. 介入放射学基础. 北京：人民卫生出版社

卢川，杜耀明. 2014. 介入放射学基础. 北京：人民卫生出版社

梅同华，盛伟利，李长毅. 2005. CT 引导下经皮肺穿刺活检术的临床应用. 重庆医科大学学报，30（4）

那彦群，叶章群，孙光等. 2011. 中国泌尿外科疾病诊断治疗指南手册（2011 版）. 北京：人民卫生出版社

任长伟，许尚栋，黄连军等. 2014. 3 种覆膜支架行 stanford b 型主动脉夹层腔内修复术的早期和中期疗效. 中华胸心血管外科杂志，30

王丽萍，张瑶，杨学平等. 2011. 超声检查及引导穿刺在 AIDS 相关恶性肿瘤和机会性感染中的临床价值. 传染病信息，24（6）

尉传社，吴胜勇. 2005 3.0TMR 成像系统的优势及其应用. 国外医学临床放射学，1

吴恩惠. 2001. 医学影像学. 第 4 版. 北京：人民卫生出版社

谢年谨，黄文晖，罗建方等. 2014. 新一代 captivia 后释放输送系统 valiant 主动脉覆膜支架使用初步体会. 岭南心血管病杂志，20

杨建勇，陈伟. 2002. 介入放射学实践. 北京：科学出版社

杨跃进. 2014. 心血管急症救治（12）经皮冠状动脉介入治疗的风险防范（续完）. 中国循环杂志，（10）

张怀霞. 2010. 肝脏穿刺术后患者最佳卧床时间探讨. 现代临床护理，9（12）

张金山. 2000. 现代腹部介入放射学. 北京：科学出版社